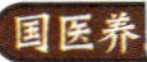

传世老偏方

女人烦恼一扫光

张银柱◎编著

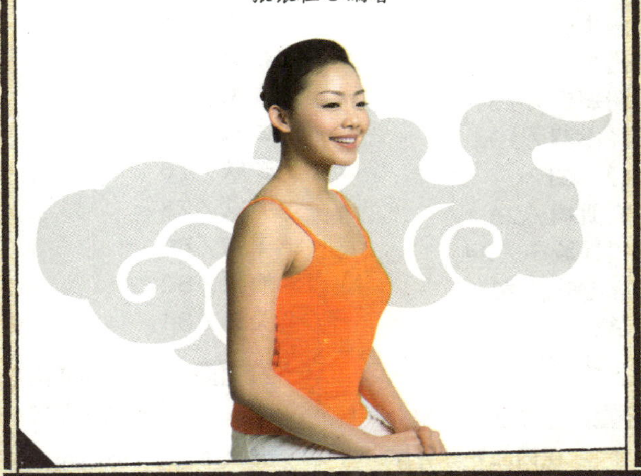

山西出版传媒集团
山西科学技术出版社

传世老偏方

女人烦恼一扫光

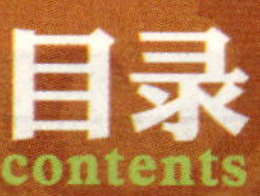

目录
contents

特别提示：本书推荐的食疗、药疗方，请在医师指导下选用。

老偏方 大功效

民间一直以来都有“老偏方，治百病”的说法。老偏方多是民间医家和老百姓经过临床实践总结流传下来的，在中国已有几千年的历史，是中国传统医药的重要组成部分。它用药独特，组方巧妙，有着意想不到的神奇疗效。

书中精选了部分与女性有关的实用老偏方，并对这些偏方进行了去粗取精的归纳和整理。抛弃了一些缺乏科学性、实用性，甚至对人体不利的偏方，为一本真正的女性祛病调养全书。

本书从女性养颜瘦身、日常保健、排毒清体、常见病调理四个方面分别介绍，诸如祛斑、美白、丰胸、塑身、月经不调、阴道炎、保养卵巢等问题，都可在本书中找到治疗的方法。书中偏方按照食疗、药疗、运动、按摩等暗线排列，读者可以一目了然，相信在诸多的老偏方中一定能找到适合你使用的妙方！

这里需要提醒读者的是，虽然这些偏方经过实践检验，的确行之有效，但是由于个体差异和病情不同，用药时必须综合考虑。对于一些严重病症者，建议及时就医，在医师指导下选用，以免贻误病情。

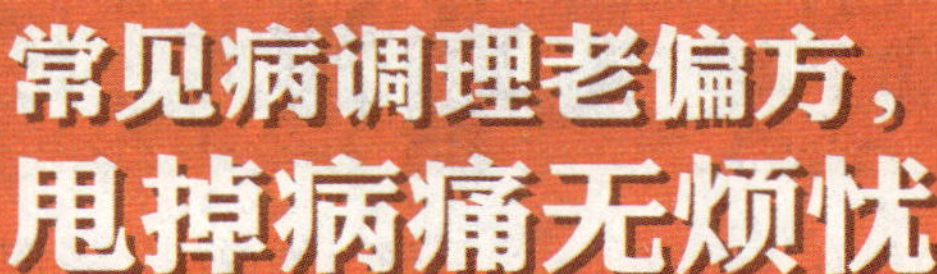

常见病调理老偏方，甩掉病痛无烦忧

乳腺炎 RuXianYan

乳腺炎是指乳腺的急性化脓性感染，多见于妇女哺乳期，尤其是初产妇。乳腺炎的危害是较大的，初起时乳房肿胀、疼痛，肿块压痛，表面红肿，发热；如继续发展，则症状加重，乳房搏动性疼痛。严重乳腺炎患者可伴有高烧，寒战，乳房肿痛明显，局部皮肤红肿，有硬结、压痛，患侧腋下淋巴结肿大，压痛。

•蒲公英消肿散结

蒲公英50克，地丁20克，天冬15克，蜂房10克。上述药材水煎，去渣取药液，再煎1次，合并药液，分2次服，每日1剂。

*蒲公英可清热解毒、消肿散结，适用于乳腺炎热毒炽盛者。

•黄花菜猪蹄治乳腺炎

干黄花菜50克，猪蹄200克，清汤、料酒、精盐、味精、姜片、葱段各适量。将泡好的干黄花菜去根，洗净，切段；将猪蹄去毛洗净，放入沸水锅中煮5分钟，捞出；起火上锅，放入猪蹄、清汤、料酒、盐、姜片、葱段，用大火烧沸后，改用小火煨炖1小时后，放入黄花菜段，烧至肉烂时，放入味精，即可出锅。

*猪蹄适用于乳腺炎初期未成脓，乳汁不下，体质虚弱者食疗。

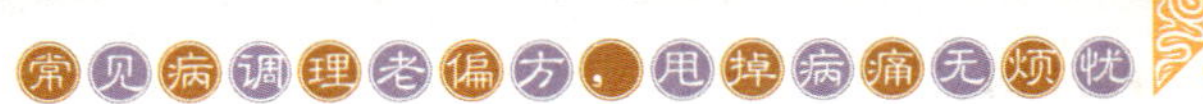

仙人掌治乳腺炎

取新鲜仙人掌或仙人球适量，除去表面的刺和绒毛，捣泥，敷于乳房患处，上盖纱布。每天更换数次，使敷料保持湿润，至红肿消退为止。

*此法清热解毒，可治急性乳腺炎引起的乳房红肿胀痛。

黄菊花蚤休治疗乳腺炎

黄菊花、蚤休、金银花、大黄、丹参、夏枯草、路路通各等份。共研末，用醋调匀，外敷患处，用纱布覆盖并固定，每天3次。

*可清热解毒消肿，治疗乳腺炎、腮腺炎。

新鲜葡萄叶消肿止痛

葡萄叶洗净，捣烂为泥。敷于乳房周围，用纱布包好。每4小时换药1次，数次可愈。

*用于治疗乳腺炎初起。

金钱草治疗乳腺炎

金钱草60克。捣烂，外敷患处，用纱布覆盖，胶布固定，每天3次。

*可清热解毒，治疗急性乳腺炎红肿疼痛。

鲜大葱治疗乳腺炎

葱白450克。先用葱白200克煎汤，用毛巾浸泡药液，热敷乳房20分钟，而后再用葱白250克捣烂如泥敷患处，每天2次。可发表通阳，解毒散结。

*用于治疗急性乳腺炎（瘀乳期）。

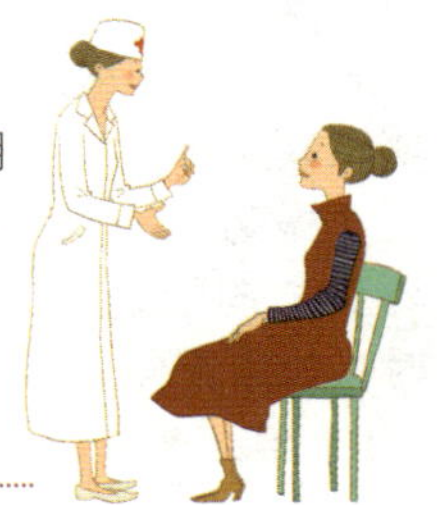

•按揉法消除肿块

坐位，以润滑油或滑石粉作推拿介质。用健康一侧手指抵住乳房肿块，顺时针方向轻轻按揉5分钟。每日2～3次。用双手的四指托住乳房，双手的拇指在肿块上方向乳头方向交替地抹、推、揉。每日2～3次。

用于治疗乳房肿块。

•按揉乳根穴消肿法

以健侧拇指抵住乳根，微用力揉按5分钟，以穴位有酸胀感为宜。每日2～3次。

用于治疗乳房肿块。

•按压肩井穴消肿法

双手按住肩井穴，微用力做前后分筋拨动5分钟，以穴位有酸胀感为宜。每日2～3次。

用于治疗乳房肿块。

•自我按摩消肿法

推抚法：患者取坐位或侧卧位，充分暴露胸部。先在患侧乳房上撒些滑石粉或涂上少许石蜡油，然后双手全掌由乳房四周沿乳腺管轻轻向乳头方向推抚50～100次。

揉压法：以手掌上的小鱼际或大鱼际着力于患部，在红肿胀痛处施以轻揉手法，有硬块的地方反复揉压数次，直至肿块柔软为止。

振荡法：以右手小鱼际部着力，从乳房肿结处沿乳根向乳头方向快速振荡推赶，反复3～5遍。局部出现有微热感时，效果更佳。

用于治疗乳房肿块，以及乳房胀痛。

盆腔炎 PenQiangYan

盆腔炎是指女性盆腔生殖器官炎症及周围结缔组织和盆腔腹膜发生炎症反应的统称，包括子宫体炎、输卵管卵巢炎、盆腔结缔组织炎及盆腔膜炎等，为妇科常见病之一。盆腔炎常见的发病原因为分娩及流产后的感染，不卫生习惯、性生活、经期性交等均可导致病原体的侵入而引起炎症。盆腔炎可分为急、慢性盆腔炎。

•金荞麦治疗慢性盆腔炎

金荞麦45克，土茯苓30克，败酱草25克。将所有药材水煎内服，每日2次，每天1剂。

*金荞麦可清热解毒，用于肺脓肿、咽喉肿痛、风湿关节痛。本方可治疗慢性盆腔炎、阴道炎等。

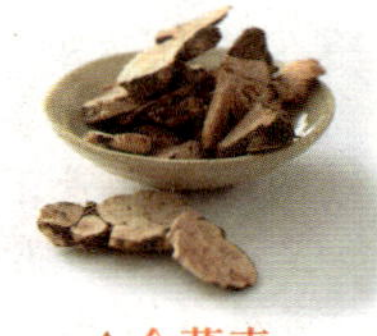
▲金荞麦

•蒲公英汤治疗慢性盆腔炎

蒲公英、当归、丹参、赤药、紫花地丁各15克，莪术、香附、小茴香、鸭跖草各10克。将所有药材水煎2次，合并药液，分2次服用，每日1剂。

*本方可清热解毒，可治疗慢性盆腔炎。

•桃仁红花消炎

地黄20克，大米100克，桃仁、红花各10克，白糖适量。将桃仁、红花、地黄用干净纱布包好，与大米同入锅，加清水共煮，粥煮熟后去药包，调白糖煮沸即可。

*红花可活血化瘀。本方主治急性血寂型盆腔炎，症见小腹疼痛明显，腰段部疼痛，有下坠感，肛门排便感，痛经，白带黄或黄赤。

莲子排骨汤治疗盆腔炎

莲子40克，芡实30克，枸杞子20克，淮山药25克，猪排骨200克，料酒、盐、胡椒、味精、姜、葱各适量。将猪排斩成块，用沸水焯一下洗去浮沫，与莲子（去心）、芡实（去杂质）、淮山药、枸杞子一起放入砂锅中，加水、料酒、盐、胡椒、姜、葱等，用中火炖1小时，再加少量味精调味，即可食用。

*枸杞子可补益肝肾精血；莲子、芡实清心和胃、固涩下焦，以止带下；淮山药健脾培土，以实坤宫；猪排骨能够坚筋骨而益肾。本方对于肝肾不足、湿热下注的盆腔炎患者康复有益。

土茯苓芡实解毒祛湿

土茯苓50克，芡实30克，金樱子15克，石菖蒲12克，猪瘦肉100克。将上述材料放入砂锅中，加入适量清水，小火煲汤，加盐调味，饮汤食肉。

*本方有健脾补肾，解毒祛湿的功效。适用于慢性盆腔炎、阴道炎、宫颈炎。

芒硝大蒜泥外敷消炎法

芒硝100克（细末），大蒜泥50克加入少量温水，和成糊状，纱布包好，敷贴于下腹疼痛处，20分钟后皮肤潮红即取下。

*此法可治疗急、慢性盆腔炎，症见腰腹疼痛、带下量多、色黄、尿黄、便秘等。

•大黄外敷法治疗盆腔炎

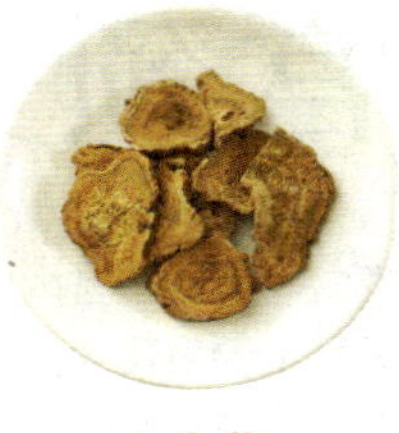
▲大黄

大黄100～200克，米醋适量。研细末，以米醋调成糊状，直接敷于下腹部，保持湿润，随时可以加醋。每天再以大黄30克水煎液冲洗阴道，并保留灌肠。

*此法可治慢性盆腔炎，属湿热蕴结型，腰腹疼痛，带下量多、色黄。

•大黄丹皮桃仁外敷法

取大黄300克，丹皮200克，桃仁150克，冬瓜100克，芒硝120克，米醋适量。将前4味药共研为末，分3份，用时取1份，加米醋拌匀，拌入芒硝40克，装入布袋内放锅内蒸至透热，热敷于少腹，药袋上加热水袋，温度以热而不烫为宜，每日早晚各敷40分钟，每袋用2～3日，每6～9天为1疗程，宜4～5疗程。

*此法可治疗带下色黄、量多、腰腹疼痛等盆腔炎引起的病症。

•赤芍蒲公英消炎止痛

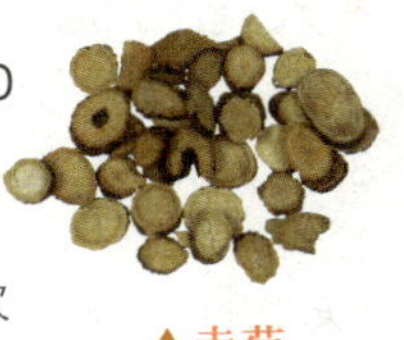
▲赤芍

取赤芍10克，蒲公英15克，败酱草20克。将赤芍、蒲公英、败酱草洗净，放入锅内，加适量清水，煎煮约半小时，取100～150毫升，经阴道灌入。每日1次，5次为1疗程。最多用2个疗程，月经期暂停。

*此方可减轻急、慢性盆腔炎引起的小腹痛及腰痛。

•野菊花栓剂治疗盆腔炎

每晚睡前30分钟，将野菊花栓1粒塞入肛门内约7～10厘米处，10天为1疗程，月经期间停用。

*此方可用于治疗急、慢性盆腔炎。

宫颈炎 GongJingYan

宫颈炎是育龄妇女的常见病，有急性和慢性两种。急性宫颈炎常与急性子宫内膜炎或急性阴道炎同时存在，但以慢性宫颈炎多见。主要表现为白带增多，呈黏稠的黏液或脓性黏液，有时可伴有血丝或夹有血丝。急性宫颈炎白带呈脓性，伴下腹及腰骶部坠痛，或有尿频、尿急、尿痛等膀胱刺激症。慢性宫颈炎是行经和性生活对宫颈的刺激所致。

•赤石脂海螵蛸止血生肌

赤石脂、海螵蛸各18克。两药共研成细末。每次服3克，每日服3次。

*赤石脂可止血、生肌、敛疮，适用于久泻久痢，大便出血，崩漏带下。本方可用于治疗宫颈炎引起的赤白带下。

•天花粉栀子治疗宫颈炎湿热证

天花粉、栀子各15克，芦根、绿豆各30克。所有药材水煎内服，每日2次，每天1剂。

*天花粉可清热解毒，利湿。本方可治疗宫颈炎湿热证，症见小便短赤、涩痛等。

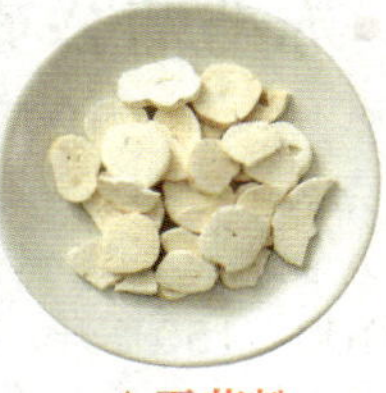

▲天花粉

•鸡冠花清热利湿止带

鸡冠花20克，猪瘦肉100克，红枣10颗。将鸡冠花、红枣（去核）、猪瘦肉洗净；把全部用料一起放入砂锅，加入适量清水，大火煮沸，改小火煮30分钟，调味即可饮汤食肉。

*本方具有清热利湿止带的功效。

野芝麻汤治疗宫颈炎

野芝麻15克。洗净，放入锅中，加水适量，水煎内服，每日2次，每日1剂。

*野芝麻可治肺热咯血、血淋、白带、月经不调、跌打损伤、肿毒。

孩儿茶治疗宫颈炎

孩儿茶适量，研细末，用温水加3克盐化开后，冲洗宫颈，然后药末均匀地涂撒患处，每天1次，5天为1个疗程。

*此法可治疗宫颈炎。

五倍子外用消炎

取五倍子、枯矾各等份。研细末，加甘油调成糊状，用棉签蘸药粉涂于宫颈管口内外，每日1次，15次为1个疗程。病较重者可连用1个疗程。月经来潮时，可以暂停用药。

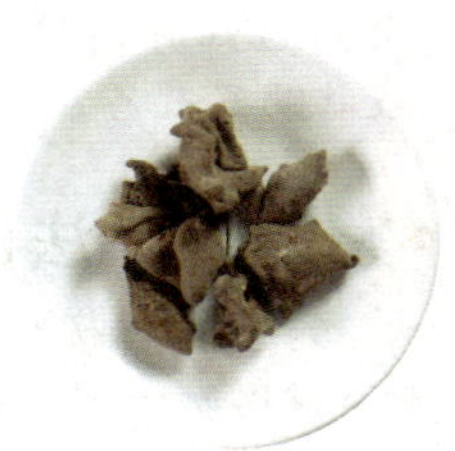
▲五倍子

*此法主治慢性宫颈炎。

鸡蛋清治疗宫颈炎

鸡蛋清适量。宫颈部位用生理盐水揩拭干净，用鸡蛋清涂抹患处，然后再用蘸满蛋清的棉球塞于宫颈处，次日取出，连用5天为1个疗程。

*此法对治疗宫颈糜烂有出血者疗效最佳。

猪苦胆石榴皮治疗宫颈炎

取猪苦胆（晒干）5～10个、石榴皮60克，花生油适量。共研成细粉，用花生油调成糊状，装瓶备用。

用前先清洁宫颈，再将有线的棉球蘸药塞入宫颈糜烂处。每日1次，连用多次。

*此法可治疗宫颈糜烂。

•金银花甘草治疗宫颈炎

金银花、甘草各适量。将金银花、甘草研细末，先用温盐水将阴道分泌物冲洗干净，用带线的药棉蘸药末放入阴道，每晚1次，12小时后拉出药棉，5天为1个疗程。

*此法清热解毒，可治疗宫颈炎。用药后红肿消退，白带、腰痛等症状明显改善。

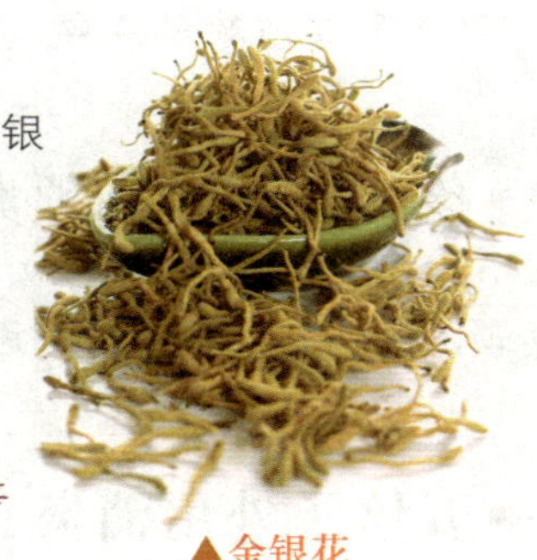

▲金银花

•家庭自疗法治宫颈炎

先把手掌搓热，然后用手掌向下推按小腹部数次，再用手掌按摩大腿内侧数次，痛点部位多施手法，以有热感为度。最后用手掌揉腰骶部数次后，改用搓法2～3分钟，使热感传至小腹部。

*此法清热解毒，可治疗宫颈炎。

•乌骨鸡治疗宫颈炎

雄乌骨鸡1只，胡椒30克，莲肉、白果、粳米各15克。将乌骨鸡洗净，再将以上材料放入鸡腹内，放砂锅内煮烂熟后空腹食用。

*本方具有健脾利湿止带的功效，适用于脾虚型宫颈炎者食用。

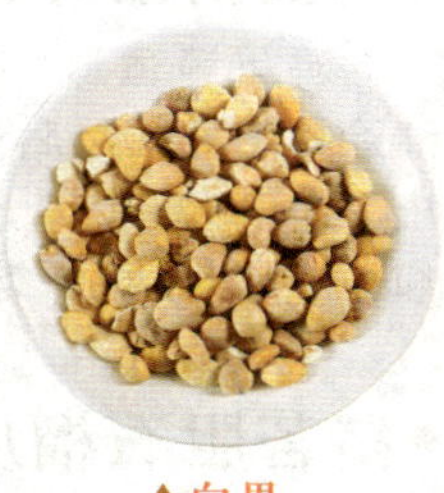

▲白果

阴道炎 YinDaoYan

阴道炎是阴道黏膜及黏膜下结缔组织的炎症，是妇科门诊常见的疾病。正常健康妇女由于解剖学及生物化学特点，阴道对病原体的侵入有自然防御功能，当阴道的自然防御功能遭到破坏，则病原体易于侵入，导致阴道炎症。幼女及绝经后妇女由于雌激素缺乏，阴道上皮薄，细胞内糖原含量减少，阴道抵抗力低下，易受感染。

•百部乌梅清热利湿

百部15克，乌梅30克，白糖适量。将百部和乌梅加适量清水煎煮，煎好后去渣取汁，加入适量白糖煮沸。趁热服，分2～3次服完，每日1剂，连用3～5日。

*乌梅可清热利湿、杀虫，主治湿热型滴虫性阴道炎，症见带下黄稠、有异味，阴痒明显。

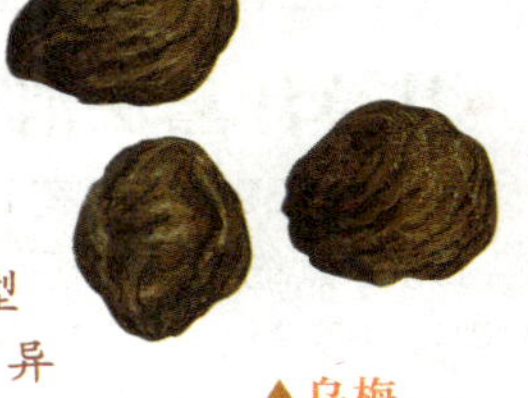

▲乌梅

•淮山药涩精止带

淮山药30克、猪瘦肉250克、鱼鳔15克。淮山药、猪瘦肉洗净切块；鱼鳔用水浸发，洗净，切丝；全部用料放入锅中，加清水适量，大火煮沸后，改小火煲2小时，调味食用。

*淮山药可滋阴补肾、涩精止带，主治老年人阴道炎，证属肝肾阴虚，症见腰酸腿软、头晕耳鸣、带下不止，也适用于产后血虚、眩晕。

•马齿苋白果清热解湿

将鸡蛋3个（取蛋清），鲜马齿苋60克，白果仁7个。将马齿苋与白果仁混合捣烂，用鸡蛋清调匀，用刚煮沸的水冲好，空腹服，每日1剂，连服4～5日。

*马齿苋可清热解湿、止带，主治细菌性阴道炎，症见湿热下注、白带黄稠、小便黄。

•茶包治疗阴道炎

茶包中的单宁酸能够缓解阴道炎的炎症，具有止痒的作用，可以用沸水将茶包泡开，然后放进冰箱里冷却后敷在患处即可。

*此法可有效治疗阴道炎。

•甘草汁熏法消炎止痒

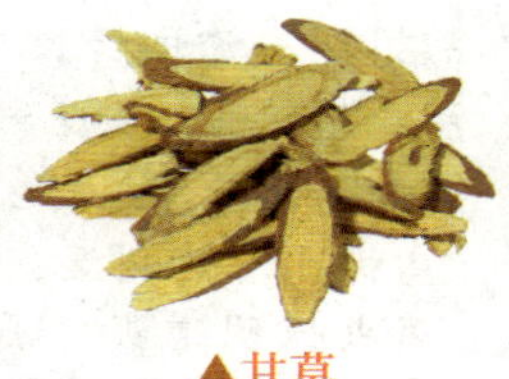

▲甘草

甘草30克，薄荷15克。将甘草、薄荷用水煮约20分钟后，去渣取液，即可熏洗外阴部。

*此法可缓解阴道炎所带来的各种症状。

•冷毛巾敷法缓解阴道炎

将毛巾浸冷，然后将其直接敷于患处。

*冷水可使血管紧缩，这种敷法能够缓解阴道炎带来的不适。

•苦参茶熏法消炎止痒

绿茶25克，苦参150克。将绿茶和苦参加入水1500毫升煮10分钟后，趁热先熏后洗患处（也可酌加少量明矾）。每日1次。

*苦参茶能够清热泻火，能有效缓解阴道炎所带来的不适症状。

•大蒜汁疗法治疗阴道炎

将大蒜洗净，捣烂取汁，纱布消毒后用大蒜汁浸透，然后将其塞入阴道内30分钟，每天1次。但因其刺激性强，易灼伤黏膜，所以阴道给蒜汁应在医生指导下进行。

*大蒜汁可有效杀灭真菌，临床上已有蒜素针剂用于静脉给药，局部外用也有很好的消菌效果。

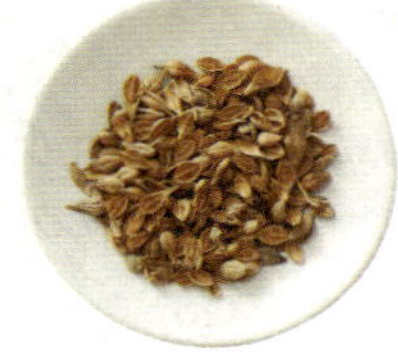
▲连翘

•连翘汁治疗阴道炎

连翘100克（中药店有售，价格不贵），放砂锅中加水600～700毫升，煎取200毫升，过滤去渣，温度适宜时用小块无菌纱布浸药汁后塞入阴道。每天1次，每次保留3～4小时，连用至愈。

*此法可有效缓解阴道炎的各种病症。

•芦荟治疗滴虫性阴道炎

茯苓、白花蛇、紫草、芦荟各6克，蛇床子、生黄柏各15克。上3味药煎水。洗净阴部，仰卧，再用线扎棉球蘸药水塞入阴道内。每晚1次，连用3日。

*本方有消炎、杀菌、杀虫的功效，用于治疗滴虫性阴道炎。

•酸奶治疗阴道炎

将半杯酸奶倒在干净的毛巾上，然后将其敷在阴道部位15分钟，再用温水冲掉残留在阴道部位的酸奶，最后把吹风机调成热风将阴道附近吹干。

*酸奶能够帮助阴道炎患者止痒。

外阴瘙痒 WaiYinSaoYang

外阴瘙痒是女性很常见的症状，症状时轻时重，痒起来很难忍，并且“无处下手”。患者多坐卧不安，严重影响生活和工作。下面介绍几个有效缓解外阴瘙痒的小偏方，让你轻松摆脱这个难言之隐，尽享美好生活。

•扁豆花椿白皮止痒方

椿白皮12克，扁豆花9克。将椿白皮、扁豆花洗净，用纱布包好，加水200毫升，煮至150毫升即可，一般服用5～7次可收效果。

*此方主治湿热下注之女阴瘙痒。

•莲子薏苡仁治疗外阴瘙痒

蚌肉120克，莲子、薏苡仁各60克。莲子先去皮，与洗净的薏苡仁、切薄的蚌肉共置锅内，加水750毫升，小火煮1小时，即可服用。一般7～10次即可见效。

▲莲子

*此方可用于治疗女性外阴瘙痒。在服药过程中应尽量避免进食葱、姜、蒜、椒等刺激性食物，以防再次诱发。

•苍术白蘚皮洗液除痒去臭

苦参15克，防风6克，白蘚皮、滑石各18克，红藤、薄荷、蒲公英、苍术、草薢、薏苡仁、黄柏、赤芍、蝉蜕各12克。用水煎煮，取汁外洗，每日2次。

*适用于阴痒较重，白带异常、腥臭，心烦易躁，口苦咽干等症者。

知母黄柏洗液除痒止涩

蛇床子18克，知母、黄柏、当归、制首乌、泽泻、地骨皮各12克，生地、白蘚皮各15克。水煎煮，取汁外洗，每日2次。

*适用于阴痒伴阴部干涩、灼热感，带下色黄，经量稀少者。

蛇床子川椒洗液

蛇床子18克，川椒10克，明矾、苦参、百部各15克，白蘚皮、土茯苓各12克。水煎煮，取汁外洗，每日2次。

*适用于霉菌、滴虫感染，也可用于股癣、阴虱、蛲虫等。痰痒较重者，可用上药熏洗，坐浴。

黄柏赤芍洗液治疗带下腥臭

赤芍12克，丹皮10克，黄柏、连翘、金银花各15克，黄连、大黄各6克。水煎煮，取汁外洗，每日2次。

*适用于外阴红肿，带下腥臭，发病较急，全身不适者。

百部川椒治外阴瘙痒

百部、川椒各15克，苦参、蛇床子、白头翁、土茯苓各30克。以上药材加水3000毫升，煎沸后5～10分钟，去渣。先熏后洗，共15～20分钟。

*此方可使外阴瘙痒症状减轻或消失。

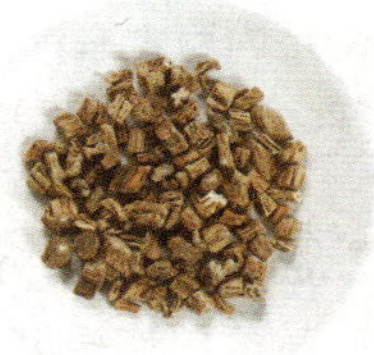
▲百部

方珍珠青黛止痒消炎

黄柏10克，儿茶6克，冰片0.03克，珍珠、青黛、雄黄各3克，共研细末外擦，每日1次。

*此方适用于外阴痰痒较重，白带色黄而多，且有溃疡者。止痒，消炎。

•黄连青黛止带消炎

黄连10克，青黛6克，冰片0.06克，共研细末外擦，每日1～2次。

*适用于外阴红肿，带多，止痒，消炎。

•龙胆草栀子煎除臭止痒

泽泻12克，苍术9克，龙胆草、栀子、黄柏各6克，金钱草、车前子（布包）、草薢各10克，水煎，每日1剂，分2次服用。

*此方可杀菌消毒。

•生姜洗液止痒消炎

生姜120克，艾叶90克。取生姜洗净连皮打碎，同艾叶一同放入锅中，加水1500毫升，入锅煎沸20分钟，去渣；将药液倒入盆内，患者坐在盆上令蒸汽先熏阴部，待水温度适宜，洗10～15分钟，每日1～2次，连洗3天可愈。治疗期间和愈后半个月内忌食辛辣、油炸煎炒食物，严禁喝酒及禁房事。

*此方可使外阴瘙痒症状减轻或消失。

•葱白洗液杀菌止痒

葱白连根50克，花椒50粒。将葱白与花椒放入锅中加水500毫升烧沸，洗阴部，每日1次，连洗3天。

*此方可杀菌止痒。

•桃叶方杀菌止痒

取鲜桃叶500克，加水煎汤熏洗患部。或用洋桃叶适量捣烂，用纱布包好塞入阴道内。每日换2次，连用1周。

*此方具有杀菌止痒的功用。

月经不调 YueJingBuTiao

月经不调也称月经失调，是妇科常见病。表现为月经周期或出血量的异常，或是月经前、经期时的腹痛及全身症状。病因可能是器质性病变或是功能失常。许多全身性疾病如血液病、高血压病、肝病、内分泌病、流产、宫外孕、葡萄胎、生殖道感染、肿瘤（如卵巢肿瘤、子宫肌瘤）等均可引起月经失调。

•玫瑰花调节月经不调

玫瑰花、红糖各适量。玫瑰花去花蕊，水煎取浓汁，滤去渣，再煎，加红糖收膏，瓷瓶密闭，1个月后，早晚沸水冲服。

*玫瑰花性甘、味微苦，可行气解郁、和血止痛。适用于肝胃气痛、月经不调、跌扑伤痛。

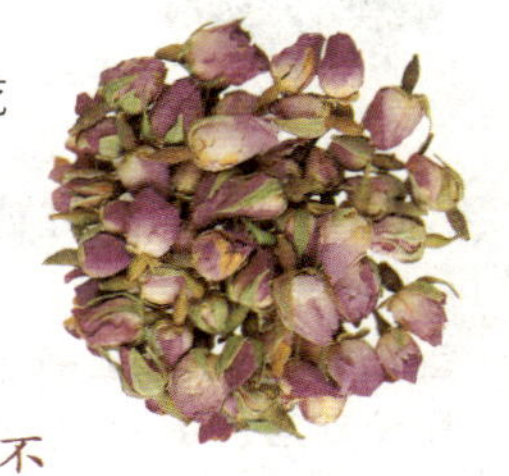
▲玫瑰花

•山楂红花治经量少

山楂30克，红花15克，白酒250毫升。将山楂、红花洗净后，放入酒中浸泡1周。每次30～45毫升，每日2次，视酒量大小，以不醉为度。

*红花可活血化瘀。本方主治女性经量稀少、紫黑有块、腹痛等症。服用此方时，注意忌食生冷食物。

•黑木耳红枣治疗经量过多

黑木耳30克，红枣20枚。黑木耳、红枣加300毫升水煮汤服用。每日1次，连服7天。

*补中益气，养血止血。主治气虚型月经出血过多。

•葱白生姜调经方

葱白100克，生姜50克，盐适量。共捣烂后一起炒热，用净布包好敷于气海穴，每日2次。

*适用于月经不调。

•益母草调节经量

▲益母草

新鲜益母草120克（干品减半），红糖15克，蜂蜜20毫升。先将益母草拣杂，择洗干净，晾干，切成碎小段，放入砂锅，加水1000毫升，煎2次，每次30分钟，过滤，合并2次滤汁，回入砂锅，用小火浓缩至300毫升，调入红糖，溶化后稍凉凉，再对入蜂蜜，拌匀即可。早晚各服1次。

*益母草能祛瘀生新，活血调经。本方对气滞血瘀所引起的月经延后、月经过少、月经先后不定期等症尤为适宜。

•益母草敷法调经

将益母草和苎麻根各100克洗净，切碎，再加料酒一起炒热，敷于小腹部即可，1日可敷2次。

*适用于月经不调。

•吴茱萸肉桂敷治疗月经不调

丹参15克，小茴香20克，肉桂、吴茱萸各10克。上述材料一起共研成细末，锅中倒入适量白酒一起炒热，用布将所有材料包好敷于脐部，冷却后可再炒再敷。

*此法适用于寒湿凝滞型月经不调。

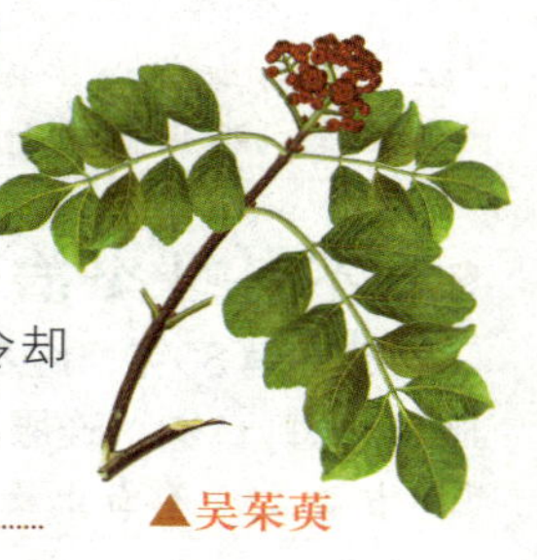

▲吴茱萸

痛经 TongJing

痛经是指妇女在经期及其前后出现小腹或腰部疼痛，甚至痛及腰骶。每随月经周期而发，严重者可伴恶心呕吐、冷汗淋漓、手足厥冷，甚至昏厥，给工作及生活带来严重影响。目前临床上常将其分为原发性和继发性两种，原发性痛经多见于青春期少女、未婚及已婚未育者。继发性痛经则多因生殖器官有器质性病变所致。

•山楂红糖治痛经

山楂25克，葵花子15克，红糖30克。先将山楂、葵花子一同放入锅内炒，以葵花子炒香炒熟为度；再加水，熬成浓汁后，将红糖放入熬化即可。每次于经前1～2天，连服2～3天。

*适用于血瘀为主的痛经。

•当归羊肉治痛经

当归24克，生姜30克，羊肉200克。将羊肉洗净切块，同当归、生姜一起炖熟，吃肉饮汤，行经期每日1剂。

*当归可补血活血，调经止痛，润肠通便。本方适用于眩晕心悸、月经不调、经闭痛经、虚劳有寒痛经，或产后腹中绵绵作痛，或寒疝腹痛等症。

•延胡索利气止痛

延胡索10克，当归15克，红花9克，香附6克。将所有材料水煎2次，合并药液，早晚分2次服用，每日1剂。

*延胡索味辛、性微温，可活血、利气、止痛。用于胸胁、脘腹疼痛，经闭痛经。本方可用于治疗气滞血瘀之痛经、月经不调等。

●红花白酒化瘀调经

红花18～30克，白酒300毫升。用白酒煎红花，煎至约150毫升，分2次服用。若疼痛不减，可再增1剂。

*红花治疗妇女腹中刺痛有瘀血者，月经色黑，有血块，瘀血下则疼痛减轻。

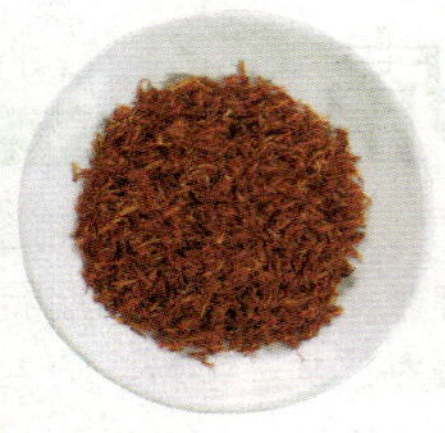

▲红花

●益母草泡脚治痛经

取益母草、香附、乳香、没药各20克洗净，一同放入锅中。加清水适量，浸泡20分钟，煎数沸，取药液与100毫升沸水放入脚盆中。趁热熏蒸，待温度适宜时泡洗双脚，每天2次，每次40分钟，从月经开始10天起，15天为1疗程。

*此法可温经散寒、活血止痛、理气散结。适用于痛经。

●艾叶益延泡脚调经止痛

取艾叶、益母草、延胡索各20～30克。将以上药材洗净，一同放入锅中，加清水1000毫升，煎沸10分钟后，将药液倒入脚盆内，待温度适宜时浸泡双脚，每天1次。于月经前1周开始治疗至经行停止。也可每日1剂，头煎内服，第2、3煎可用来泡脚。

*此法主治痛经。

●摩揉小腹止痛法

用单掌顺时针方向摩揉腹部，以小腹为主，频率缓慢，动作沉稳，力度适中，时间为3～4分钟。

*此法可加速腹部血液循环，缓解痛经。

子宫肌瘤 ZiGongJiLiu

子宫肌瘤又称子宫平滑肌瘤，是女性生殖器最常见的一种良性肿瘤。可能与体内雌激素水平过高，长期受雌激素刺激有关。多无明显症状，少数表现为阴道出血，腹部触及肿物以及压迫症状等。如发生结蒂扭转或其他情况时可引起疼痛，以多发性子宫肌瘤常见。本病确切病因不明，现代西医学采取性激素或手术治疗，尚无其他理想疗法。

•地黄干漆治疗子宫肌瘤

鲜地黄900克，干漆30克（研末）。将地黄捣烂取汁，煎煮沸后，倒入干漆粉搅拌，成稠糊时放凉为丸，如梧桐子大，饭后服3丸，每日3次。

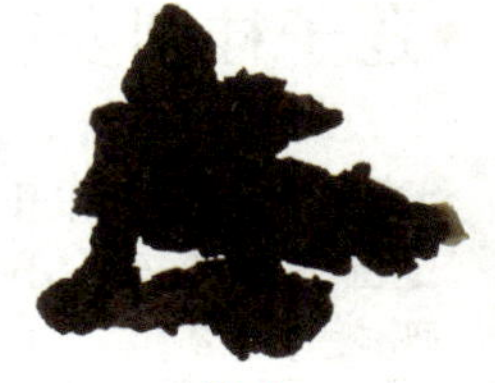

▲地黄

*地黄具有清热生津、滋阴养血的作用。本方可治疗阴虚发热、吐血、月经不调、子宫肌瘤等症。

•金荞麦仙鹤草排脓消肿

金荞麦40克，仙鹤草30克，乌梅35克，旱莲草12克。将所有药材水煎2次，早晚分服，每日1剂。

*金荞麦可清肺排痰，排脓消肿、祛风化湿。本方可治疗子宫肌瘤、行经量多。

•桂枝桃仁活血化瘀

桂枝、桃仁、茯苓、丹皮各9克，莪术12克。所有药材水煎2次，混合后早晚分服，每天1剂。可选用桂枝茯苓丸，每次1丸，每日2次。

*此方可用于治疗子宫肌瘤。

习惯性流产 XiGuanXingLiuChan

习惯性流产给许多女性身心健康带来极大伤害，更是让许多准妈妈们坐立不安。习惯性流产的女性，除了遵循医嘱进行一定的病理性的治疗之外，通过相关的食疗方法也可以起到保胎安胎的作用。以下的小偏方可以帮助女性朋友保胎安胎，预防习惯性流产。

•莲子桂圆安胎汤

山药粉100克，莲子、桂圆肉各50克，小火煲汤，加山药粉煮熟。怀孕后即开始食用，每日1次。

*适宜阴道出血、小腹坠痛、腰腿酸软、苔白舌淡，有习惯性流产史者。

•糯米莲子养胎粥

糯米100克，莲子50克，白糖适量。莲子温水泡软，去心；糯米洗净，浸泡1小时，捞出沥干；糯米、莲子一起倒入锅中，加适量水煮成粥，加入白糖调匀即可。

*本品补中益气、清心养神、健脾和胃，适宜于因怀孕而腰部酸痛的孕妇食用，有养胎功效，常食还可防止习惯性流产。

•芝麻鲜奶安胎羹

黑芝麻120克，鲜牛奶200毫升，大米60克，山药15克，玫瑰糖6克，冰糖20克。大米淘洗干净，浸泡1小时，捞出沥干；山药切成细粒；黑芝麻炒香，一起倒入搅拌器，加水和鲜牛奶搅碎，去渣留汁；锅置火上，放入水和冰糖烧沸溶化后倒入浆汁，慢慢搅拌，加入玫瑰糖，继续搅拌至熟即可。

*本品可滋阴补肾、益脾润肠，孕妇早期食用，有利安胎。

艾叶鸡蛋滋补安胎

艾叶50克，鸡蛋1个。将艾叶和鸡蛋一同放在锅内（勿用铁器）煮，待鸡蛋熟后，即蛋白变为黄绿色后即可服用。按上法将鸡蛋煮熟后，每日吃1个鸡蛋，连服1周。然后每月服1次，每次服2个，服用至妊娠足月为止。未妊娠者不可服用此方，以免闭经。

*艾叶性温、味辛苦。具有祛寒除湿、温经止血、安胎的作用。鸡蛋具有滋补之功，因此对体质虚弱者效果较好。

补肾安胎丸

菟丝子240克，红参50克，砂仁15克，红枣50颗，熟地、党参各150克，续断、阿胶、白术、枸杞子、巴戟天各120克，杜仲、鹿角胶、当归身各90克。所有药材共研细末，炼蜜为丸，每次服6克，每日2次，温沸水送服，3个月为1疗程。坚持服用有良好的效果。

*此方有健脾补肾安胎之功效，对体质较弱的流产患者用之最宜。

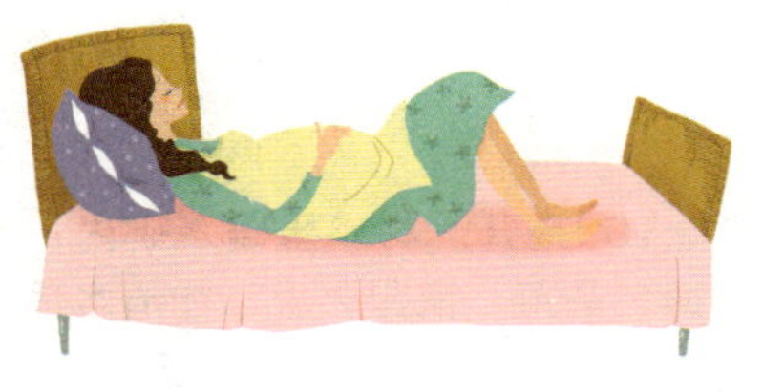

小动作安胎法

仰卧躺着，双脚打开略比肩宽，双手伸直置于身体两侧。双脚膝盖弯曲，吸气，利用双脚踩墙壁的力量，缓慢抬起臀部。保持五个深呼吸，再缓慢将臀部放下。抬起臀部的高度，需衡量自己可以负荷的范围。

*此法可帮助肠胃消化，预防静脉曲张，减轻骨盆底、髋部、胯部的酸痛及心脏的负担，有保胎安胎的功效。

妊娠呕吐 RenShenOuTu

怀孕是女人一生中最幸福的时刻，孕育一个新的生命，让女人从内到外焕发母性的美。但是妊娠呕吐，却让很多准妈妈们受了不少的罪，严重者还会影响到胎儿的发育。下面介绍几个小偏方，能够帮助准妈妈们轻松摆脱妊娠呕吐。

•韭菜鲜姜汁温中止呕

韭菜、鲜姜各200克，白糖适量。将韭菜、生姜洗净切碎，捣烂取汁，用白糖调匀饮服。

*具有温中止呕之功。

•鲜芹甘草清热解毒

鲜芹菜根10克，甘草15克，鸡蛋1个。先把鲜芹菜根、甘草洗净熬汤，水沸后打入鸡蛋趁热服。

*具有清热，降逆之功效。

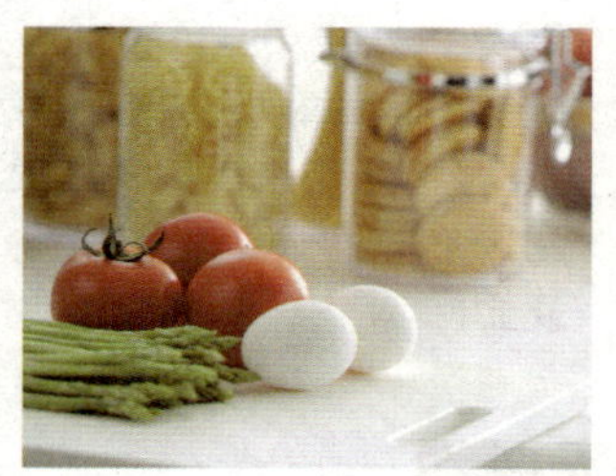

•醋蛋汤开胃止呕

鸡蛋2个，白糖30克，米醋100毫升。将鸡蛋磕入碗内，用筷子搅匀，加入白糖、米醋调匀备用。锅置火上，加清水适量，用大火煮沸，淋上调匀的鸡蛋液，煮沸即可。此汤每日1次，连服3天。

*酸甜可口、开胃，能有效缓解妊娠呕吐。

•姜汁甘蔗止呕方

生姜50克，甘蔗1根。将甘蔗去皮、榨汁；生姜去皮洗净、榨汁；将甘蔗汁、姜汁一同放入碗中，隔水炖熟，趁热温服，每日1次。

*有健胃开脾、下气止呕。适用于胃气上逆的妊娠呕吐。

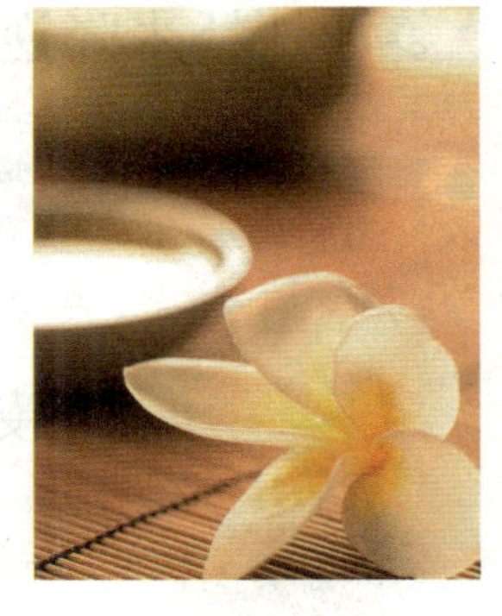

绿豆粥和胃止呕

粳米250克，绿豆50克，冰糖适量。将绿豆、粳米淘洗干净；砂锅内放入适量清水，放入洗净的绿豆、粳米，用大火烧沸，转用小火熬成粥，然后加入冰糖，搅拌均匀即可。此粥香甜、粥稠。

*此方有清肝泄热、和胃止呕的功效。可防治呕吐苦水、酸水或肝热犯胃的妊娠呕吐。

粟米粉止呕方

粟米粉200克，精盐少许。将粟米粉内加入精盐和水揉成粉团，再用手搓成长条，分成大小相同的小丸子，放入盘内备用。锅上火，加入适量清水，用大火烧沸，将丸子下入锅内，小火煮至丸子逐个浮在水面后至熟即可。

*此方可适用于胃阴亏虚所致的呕吐或干呕、口干舌燥、胃中嘈杂不适等症。

砂仁蒸鲫鱼利湿止呕

鲜鲫鱼250克，砂仁5克，酱油、盐、淀粉各适量。将砂仁研成细末；鲜鲫鱼去鳞和内脏，将酱油、盐、砂仁末搅匀，放入鲫鱼腹中，用淀粉封住刀口，放入盘中盖严，上笼蒸熟即可。

*此方有利湿止呕的功效。

•姜汁炒糯米降逆止呕

糯米250克，生姜汁15克。炒锅放在小火上倒入糯米、生姜汁同炒，炒到糯米爆破，研成粉即可。每次50克，每日2次，沸水调服。5~7次有效。

*补中益气，降逆、止呕。

•麦门冬安胎止呕

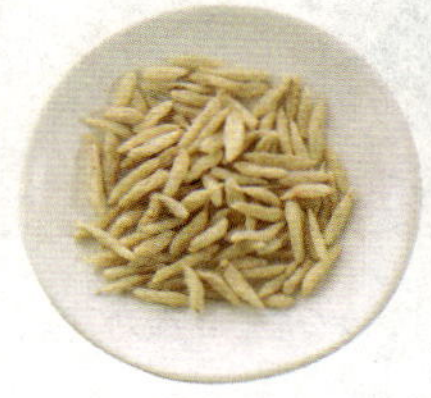
▲麦门冬

生姜10克，薏米15克，大米80克，鲜麦冬汁、鲜生地汁各50克。将薏米、大米及生姜入锅，加水煮熟，再下麦冬汁、生地汁，调匀，煮成稀粥。空腹食。每日 2 次。

*此方可安胎，降逆，止呕。

•生姜乌梅饮和胃止呕

乌梅肉、生姜各10克，红糖适量。将乌梅肉、生姜、红糖放入锅中，加水200毫升煎汤。每次服100克，每日2次。

*和胃止呕，生津止渴，适用于肝胃不和之妊娠呕吐。

•白糖米醋蛋健胃消食

鸡蛋1个，白糖30克，米醋60毫升。先将米醋煮沸，加入白糖使其溶解，打入鸡蛋，待蛋半熟即可食用。每日2次。

*健胃消食，滋阴补虚。适用于妊娠呕吐或肝胃不和者。

•甘蔗生姜汁降逆止呕

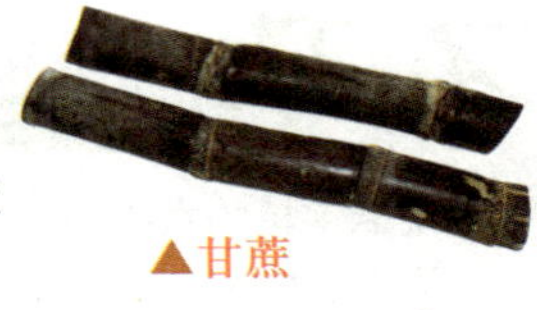
▲甘蔗

甘蔗汁100毫升，生姜汁10毫升。将甘蔗汁、生姜汁混合，隔水烫温。每次服30毫升，每日3次。

*清热和胃，润燥生津，降逆止呕。适用于妊娠胃虚呕吐者。

•姜汁牛奶降逆止呕

鲜牛奶200毫升，生姜汁10毫升，白糖20克。将鲜牛奶、生姜汁、白糖混匀，煮沸后即可。温热服，每日2次。

*此方可益胃，降逆，止呕。

•耳穴贴压法镇静止呕

将耳郭常规消毒，用王不留行子2粒贴在0.5平方厘米的胶布上，选用神门、胃、贲门、脾、枕等耳穴，将有王不留行子的胶布贴在选用的耳穴上。每日自行按压4次，每次每穴按压100下，两耳同时贴压，3日更换1次，5次为1疗程。

*镇静止逆，抑制大脑皮层兴奋性，恶心呕吐症状停止或消失。

•足部按摩止呕法

用拇指按揉足部冲阳、太白穴各10分钟，每日1～3次；轻轻按揉足部的胃、肝脏、生殖腺、甲状腺反射区各3～5分钟，揉足部腹腔神经丛、肾脏、输尿管、膀胱、肾上腺反射区各3分钟，每日1～2次；揉按足部内庭穴10分钟左右即可缓解症状；按压足部厉兑、隐白两穴10～25分钟。对于症状严重者，在足部按摩治疗的同时，可揉按手食指指甲旁的商阳穴3～5分钟，每日1次。

*此法对缓解妊娠呕吐有显著的功效。

不孕 BuYun

中医学认为女子不孕多由先天禀赋不足，或肾阴不足、胞宫虚冷；或素体虚弱，阴血不足，胞脉失养；或情志不畅，肝气郁结，气血失和；或素体肥胖，恣食膏粱厚味，脾肾阳虚，蕴生痰湿，气机阻滞，冲任不通；或血瘀凝结，症瘕积聚，积于胞中等引起。育龄夫妇性生活正常，同居、未避孕，两年内从未妊娠者为不孕。

•益母草活血调经

新鲜益母草1000克，红糖适量。益母草洗净，切段，水煎50分钟，去渣，加红糖，继续用温火煎熬，成膏状。每日服5次，每次1汤匙。寒证（手脚凉、怕冷等）煎药时加红糖，如为热证（易口渴、便干等）加白糖。

*益母草别名茺蔚，是一种草本植物，性微寒，味苦辛，可化瘀生新、活血调经、利尿消肿，是历代医家用来治疗妇科疾病之要药。

•枸杞子滋补肝肾

猪肉250克，枸杞子15克，番茄酱50克，糖、料酒、盐、白醋、淀粉各适量。猪肉洗净后切成小丁，用刀背拍松，加料酒、盐、水淀粉拌和，腌渍15分钟后，滚上干淀粉，用六七成热的油略炸后捞出，待油热后复炸并捞出，油沸再炸至酥盛起，枸杞子磨成浆调入番茄酱、糖、白醋，成酸甜卤汁后倒入余油中炒透后投入肉丁拌匀即可食用。

*枸杞子既可作为坚果食用，又是一味功效卓著的传统中药材。枸杞子味甘、性平。有提高机体免疫力的作用，具有补气强精、滋补肝肾、暖身体的功效。本方适用于阴虚之不孕患者。

在芬仙灵脾益肾通络

在芬、仙灵脾、制黄精、生熟地各12克，川牛膝、石楠叶、炙甲片各9克，公丁香、桂校各2.5克。水煎，在月经干净后服7剂。

*具有益肾通络、调补冲任的功效。对不孕症、排卵功能异常或卵巢黄体功能不健者有效。

鹿衔草菟丝子促进排卵

鹿衔草60克，何首乌24克，生地30克，细辛6克，菟丝子、白蒺藜、槟榔各15克，辛夷、高良姜、香附、当归各10克，水煎服，每日1剂。

*具有补肾益精、疏肝解郁、调理冲任、温暖胞宫的功效。对不孕症，子宫内膜增殖期不排卵者有效。

指压疗法调节血液循环

将手握拳，一面吐气一面强力敲打三阴交穴，每10次作为一组，反复做三组。然后用两手大拇指强力按压在第2腰椎左右约1厘米处的肾俞穴。每日3次，每次按压20下。

*此方可疏肝理气、调节腹部血液循环，有助于调节女性不能受孕的体质。

艾灸治疗不孕

取有效穴位气海、关元、中极、三阴交、涌泉、命门、志室。将鲜姜切成约0.3厘米厚的薄片，在薄片上用针穿刺数孔，每次取2～4个穴位，将艾炷放在姜片上，点燃艾炷，把姜片整体置于穴位上，当感到灼热时，可取下艾炷更换另一艾炷，至局部皮肤出现潮红为止。

*本方适用于月经不调，不能受孕者。

更年期综合征 GengNianQiZongHeZheng

更年期综合征是由雌激素水平下降而引起的一系列症状。更年期妇女，由于卵巢功能减退，垂体功能亢进，分泌过多的促性腺激素，引起植物神经功能紊乱，从而出现一系列程度不同的症状，如月经变化、面色潮红、心悸、失眠、乏力、抑郁、多虑、情绪不稳定、易激动、注意力难以集中等，称为更年期综合征。

•益智仁补肾助阳

益智仁5克，糯米50克，盐适量。益智仁研末；糯米煮粥，然后调入益智仁末，加盐少许，稍煮片刻。每日早晚餐温热服。

*益智仁可补肾助阳、固精缩尿。本方适用于妇女更年期综合征以及老人脾肾阳虚、腹中冷痛、尿频、遗尿等。阴虚血热者忌服。

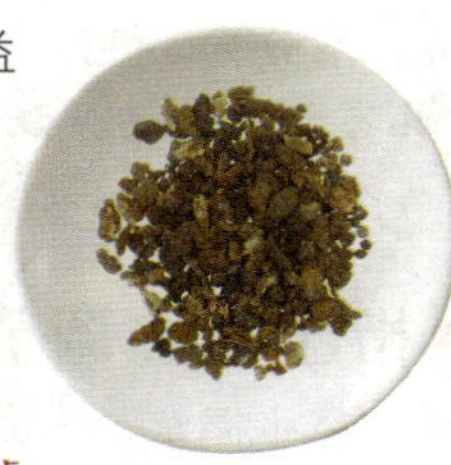

▲益智仁

•莲芡粥养心安神

莲子（去心）、芡实（去壳）各60克，鲜荷叶1块，糯米、砂糖各适量。上述材料洗净，鲜荷叶撕成小片，与糯米煮粥，亦可加砂糖服食。

*莲子味甘、性平，具有补脾止泻、益肾固精、养心安神等功效。芡实在中国自古作为永葆青春活力、防止未老先衰的良物。本方可治更年期综合征、心烦、失眠。

•糯米灵芝养心安神

糯米、灵芝各50克，小麦60克，白砂糖30克。将糯米、小麦、灵芝洗净，再将灵芝切成块，放入砂锅内，加水500毫升，用小火煮至糯米、小麦熟透，加白砂糖即可。每日1次，一般服5～7次有效。

*灵芝可养心、益肾、补虚。用于治疗妇女更年期综合征。

•柴胡白芍水治疗更年期综合征

柴胡、白芍、香附各15克，枳壳、郁金各30克，陈皮、木香各9克。将以上药材洗净，一同放入锅中，加清水2000毫升，煎至水剩1500毫升时，滤出药液，倒入脚盆中，先熏蒸，待温度适宜时泡洗双脚，每晚临睡前泡洗1次，每次30分钟，20天为1疗程。

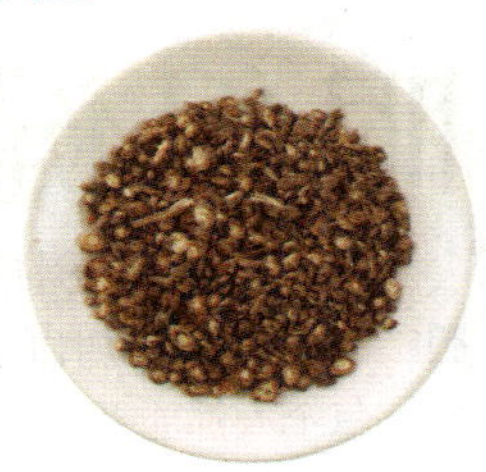

▲柴胡

*此方可用于更年期综合征的各种不适。

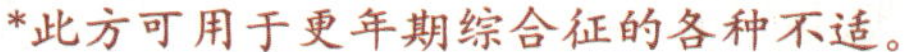

•女贞子首乌水泡脚调节法

女贞子、制首乌各50克，苦丁茶15克。以上药材洗净，一同放入锅中，加清水2000毫升，煎至水剩1500毫升时，滤出药液，倒入脚盆中，先熏蒸，待温度适宜时泡洗双脚，每晚临睡前泡洗1次，每次40分钟，15天为1疗程。

*本方可用于治疗心烦、失眠、易怒等更年期症状。

•白萝卜合欢水泡脚调节法

白萝卜250克，合欢皮、夜交藤各50克。将白萝卜切片，与另两味同入药锅，加清水适量，煎煮30分钟，去渣取汁，与2000毫升沸水一起倒入盆中，待水温适宜时泡洗双脚，每天2次，每次40分钟，15天为1疗程。

*适用于更年期症状的调节。

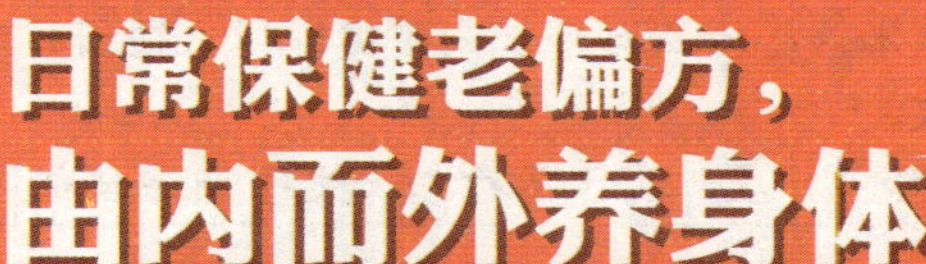

眼保健 YanBaoJian

每个人都希望拥有一双明亮、美丽的眼睛，但却总是忽视了对眼睛的保护。保护眼睛其实有很多小秘诀，既简单又实效，只要坚持，每个人都能拥有一双如水般的漂亮眼睛。

●芝麻枸杞茶护眼明目

枸杞子20克，首乌15克，黑芝麻12克，沙苑子、菟丝子、泽兰、食盐各10克。将上述材料浸泡10分钟，滤去渣，代茶饮用。

*此方可明目，治疗视力减退。

●菠菜猪肝改善视力

菠菜130克，猪肝60克，高汤1000毫升，食盐、香油各少许。将上述材料煎煮约20分钟，滤渣留汤。每日1次即可。

*补肝养血，明目润燥，常食可改善视力，可治小儿夜盲症、贫血症等。

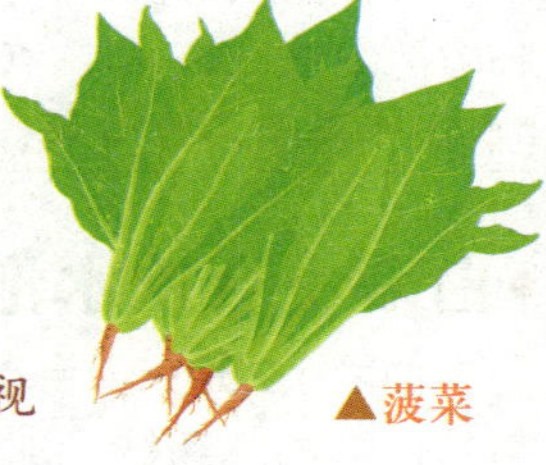
▲菠菜

●枸杞子陈皮桂圆养眼汤

陈皮3克，枸杞子10克，桂圆肉10颗，蜂蜜10毫升。将枸杞子、陈皮放在两层纱布做的袋内，与桂圆肉一起放在锅内，加适量水，用小火煮沸30分钟，盛出桂圆肉及汤，待温后加入蜂蜜服用。每日下午1次。

*此方可补益肝肾，健脾胃，安心神，使气血旺盛，还可营养眼内组织。

枸杞子陈皮红枣保护视力

枸杞子10克，陈皮3克，红枣8颗，蜂蜜适量。将枸杞子、陈皮、红枣放入锅内，加适量水，用小火煮沸20分钟，取头汁，再加水煮成汁。每日2次。上午头汁，下午二汁，服时待温后加适量蜂蜜。

*红枣含有丰富的蛋白质、糖类、多种维生素及钙、磷、铁等，具有增强肌肉力量的功效。枸杞子补益肝肾，陈皮开胃，增强食欲，加上营养全面又丰富的蜂蜜，对于保护眼睛很有帮助。

核桃仁黑芝麻保护眼睛

熟核桃仁泥、熟黑芝麻粉各10克，蜂蜜各10毫升，牛奶或豆浆220毫升。将核桃仁泥、黑芝麻粉冲入煮沸过的牛奶或豆浆中，待温后加蜂蜜，调匀后服。每日1次，配面包或馒头食用。

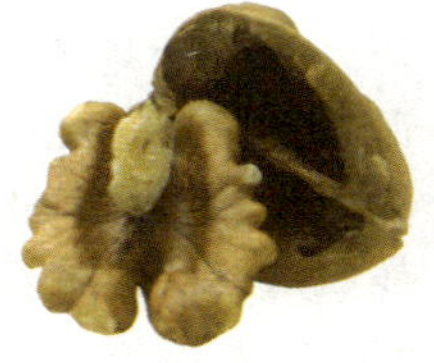

▲核桃

*核桃仁、黑芝麻配牛奶、蜂蜜，可使睫状肌增强活力，巩膜加强坚韧性，对保护眼睛很有帮助。

决明子菊花明目提神

粳米100克，决明子15克，菊花、枸杞子各10克，冰糖适量。上述材料共同煮粥，每日1次。

*该粥也可在服用时加些蜂蜜，此方有明目提神的效果。

•诸药养血明目

当归6克，甘草3克，鸡汤800毫升，熟地、川芎、天冬、枸杞、白芍、菊花、牛膝各5克。将以上药材洗净后用纱布包好，放入鸡汤中炖1小时。

*本品具有滋补肝肾、养血明目的功效，适用于肝肾阴亏，精血不足所致的视力减退者服食。

•菊花治疗眼睛干涩

菊花适量，应该选择花朵小且颜色泛黄的菊药，每日泡水或煮沸来喝即可。

*不仅能使眼睛疲劳症状消失，对治疗眼睛干涩、疲劳、视力模糊有很好的疗效。

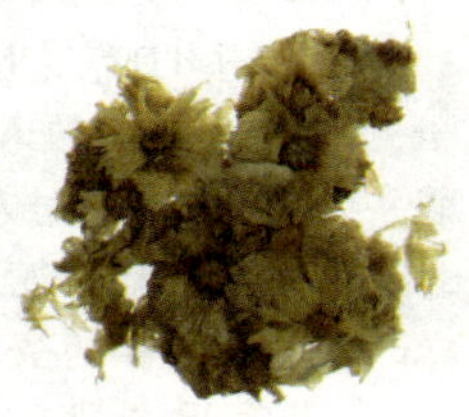

▲干菊花

•远望凝视治疗视力下降

找一处地方，能看见10米以外的草地或绿树，不要眯眼，也不要总眨眼，集中精力凝视25秒，辨认草叶或树叶的轮廓。接着把左手掌略高于眼睛前方30厘米处，逐一从头到尾看清掌纹，大约5秒。看完掌纹后再凝视远方的草地或树叶25秒，然后再看掌纹。每隔10分钟反复20次，每日3次，视力下降厉害的要增加训练次数。

*绿色由于波长较短，成像在视网膜之前，促使眼部调节放松、眼睫状肌松弛，减轻眼疲劳。

•晶体操放松眼部肌肉

双手托腮，让眼球按上、下、左、右的顺序转动10次，接着再逆时针、顺时针各转动10次。

*此法可使眼部肌肉得到放松。

按摩操预防近视眼

采取坐式或仰卧式均可，将两眼自然闭合，然后依次按摩眼睛周围的穴位。要求取穴准确、手法轻缓，以局部有酸胀感为度。用双手大拇指轻轻揉按阿是穴，接着用一只手的大拇指轻轻揉按睛明穴，先向下按然后向上挤，再用食指揉按面颊中央部的四白穴。最后用拇指按压太阳穴，然后用弯曲的食指第2节内侧面轻刮眼眶一圈，由内上—外上—外下—内下的顺序，使眼眶周围的攒竹、鱼腰、丝竹空、瞳子髎、球后、承泣等穴位受到按摩。

*对于假性近视，或预防近视眼度数的加深有帮助。

转眼法使眼灵活自如

选一安静场所，坐在椅子上。先将眼睛凝视正下方，缓慢转至左方，再转至凝视正上方，至右方，最后回到凝视正下方，这样，先顺时针转9圈。再让眼睛由凝视下方，转至右方，至上方，至左方，再回到下方，这样，再逆时针方向转6圈。共做4次。每次转动，眼球都应尽可能地达到极限。

*这种转眼法可以锻炼眼肌，改善营养不良的状况，使眼灵活自如，炯炯有神。

眼呼吸凝神法消除眼睛疲劳

选空气清新处，或坐或立，全身放松，双眼平视前方，徐徐将气吸足，眼睛随之睁大，稍停片刻，然后将气徐徐呼出，眼睛也随之慢慢微闭，连续做9次。

*能促进眼睛血液循环，消除眼部疲劳。

•熨眼法

取坐姿，全身放松，闭上双眼，然后快速相互摩擦两掌，使之生热，趁热用双手捂住双眼，热散后两手猛然拿开，两眼也同时用劲一睁，如此3～5次。

*能促进眼睛血液循环，增进新陈代谢。

•洗眼法去眼部灰尘

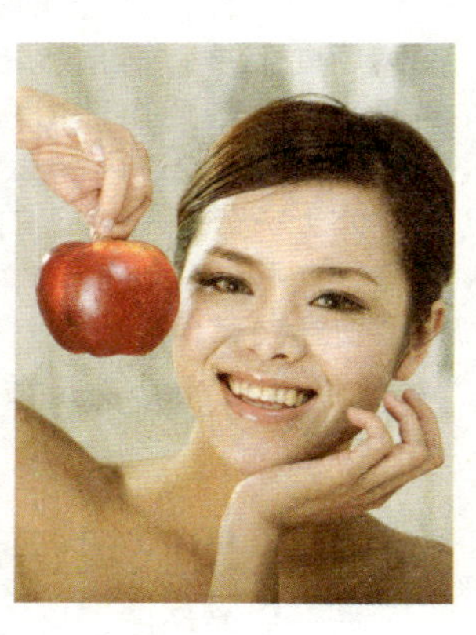

先将脸盆消毒后，倒入温水，调节好水温，把脸放入水里，在水中睁开眼睛，使眼球上下左右各移动9次，然后再顺时针、逆时针旋转9次。刚开始，水进入眼里，眼睛难受无比，但随着眼球的转动，眼睛会慢慢觉得非常舒服。在做这一动作时，若感到呼吸困难，不妨从脸盆中抬起头，在外深呼吸一下。

*能洗去眼中的有害物质和灰尘，还对轻度白内障有效，并能改善散光、远视、近视的屈光不正程度。

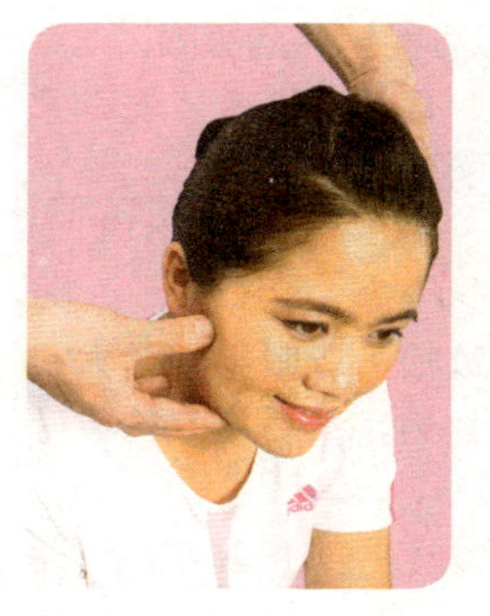

•按摩下关穴缓解眼部疲劳

双手拇指按下关穴，用食指第二节从内向外刮眼眶，刮至太阳穴时用食指指间关节揉按数秒。

*此法可缓解眼部疲劳，对缓解长期驾驶产生的耳部和眼部不适有帮助。

◀按摩下关穴

消除疲劳 XiaoChuPiLao

现代人生活压力大，工作忙碌，特别是上班族，一整天工作下来，真是腰酸背痛，周身疲惫。如果不注意保养，就很容易被划入“亚健康”的行列。那么该如何快速恢复元气，消除疲劳呢？下面教你几招，能让你快速远离疲劳，保持健康好身体！

•天门冬萝卜抗疲劳

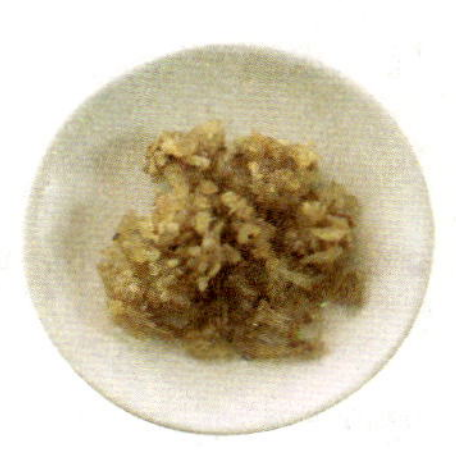
▲天门冬

萝卜300克，火腿150克，天门冬15克，鸡汤500毫升，葱花、精盐、味精、胡椒粉各适量。将天门冬切成薄片，加入鸡汤，中火煎至250毫升左右时，用布过滤，留汁备用；火腿切成长条，萝卜切丝备用；锅内放鸡汤，将火腿肉先下锅煮，煮沸后将萝卜丝放入，并将煎好的天门冬药汁加入，盖锅煮沸后，加精盐调味即可；食前加葱花、胡椒粉、味精调味，佐餐食。

*此方可消食轻身，抗疲劳。常食能增强呼吸系统功能，增强精力，消除疲劳。

•苁蓉鲜鱼汤调节人体功能

鲜鱼肉400克，肉苁蓉15克，白菜、胡萝卜、粉丝、豆腐、酱油、料酒、精盐、味精、胡椒粉各适量。将鲜鱼肉切薄片；肉苁蓉、胡萝卜、白菜切成小薄片；豆腐切块；粉丝切段；铝锅内加水，放入酱油、料酒、精盐、味精，再将其他材料一同放入锅内煮熟，加入胡椒粉调味即可，食鱼肉、饮汤即可。

*此方可补肾强精，消除疲劳，调节人体功能。适用于肾精不足，性功能减退等症。

•鲜莲银耳汤增强体质

干银耳10克，鲜莲子30克，鸡汤1500毫升，料酒、精盐、白糖、味精各适量。把发好的银耳放入碗内，加鸡汤蒸1小时左右，取出备用。将鲜莲子剥皮、去心，用水焯后仍用沸水浸泡；再烧沸鸡汤，加入料酒、精盐、味精、白糖，将银耳、莲子装在碗内，注入鸡汤即可。吃莲子、银耳，喝汤，每日1次。

*滋阴润肺，补脾安神。能消除疲劳，促进食欲，增强体质。

•双参肉消除疲劳

鲜人参15克，海参150克，猪瘦肉250克，香菇30克，青豌豆、竹笋各60克，味精、精盐、香油各适量。将海参发好，切块；香菇洗净，切丝；猪瘦肉洗净，切小块；竹笋切片；将以上四种材料与人参、青豌豆一起放砂锅内，加清水适量炖煮，以猪瘦肉熟烂为度，加入味精、精盐、香油即可。每日吃1～2次，每次适量，每周2剂。

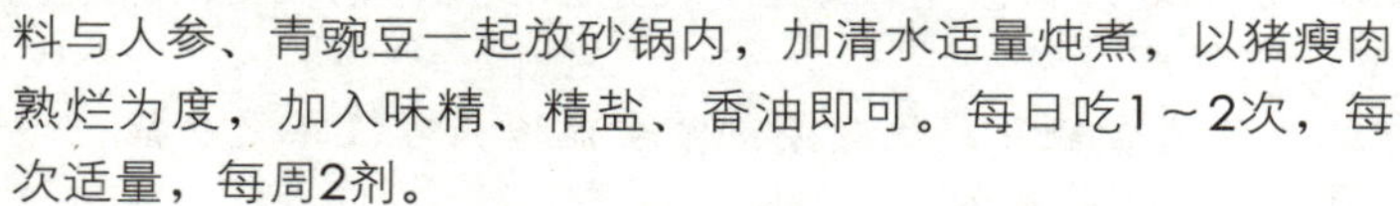

*大补气血，强壮身体，消除疲劳。适用于久病体虚不复，或年老体衰，精神萎靡，身体疲倦等症。

•丁香火锅增强全身活力

蛤蜊肉200克，丁香6克，墨鱼2条，鸡汤800毫升，鱼丸、虾仁各100克，粉丝、芹菜、冻豆腐、葱、精盐、味精、葡萄酒各适量。将蛤蜊肉、虾仁洗净备用；鱼丸切片；墨鱼除去腹内杂物，洗净后在沸水锅里速烫一遍，然后切成两片；粉丝用热水泡软，切成几段；芹菜切成段，冻豆腐切成小块，葱切小段。将以上材料先各放一半入锅，汤也加入一半，并可加入适量葡萄酒及少量精盐，大火烧5～6分钟后，即可趁热吃，边吃边加。

*丁香具有强烈的芳香气味，有兴奋强身的作用。当身体疲劳时，食丁香火锅能使人精神振奋，增强全身活力，消除疲劳。

•桂圆枸杞子养心安神

鸽蛋5个，当归6克，桂圆肉、枸杞子各10克，远志、枣仁各3克，白糖适量。将所有材料洗净放入锅内，加入适量清水，小火煮熟后，放入白糖即可食用。

*鸽蛋性味甘平，易于消化吸收。此汤具有补肾，养心，安神，提高免疫力的作用。

•苹果枸杞叶补益汁

苹果200克，鲜枸杞叶100克，胡萝卜150克，蜂蜜15毫升，凉沸水150毫升。将鲜枸杞叶、苹果、胡萝卜洗净切片，同放入搅汁机内，加凉沸水制成汁，加入蜂蜜调匀即可。每日1剂，可长期饮用。

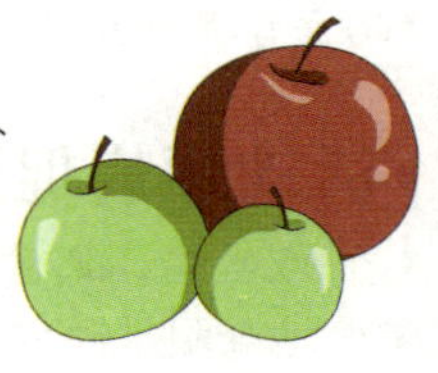

▲苹果

*枸杞叶味甘性平，能补肾益精，清热明目止渴。在工作过于劳累及运动过量时饮用，能消除困倦疲劳，恢复元气，增强体质。

•刺五加五味茶缓解疲劳

刺五加15克，五味子6克。将刺五加、五味子同置茶杯内，冲入沸水，加盖闷15分钟即可。当茶饮，随冲随饮，每日1剂。

*补肾强志，养心安神。适用于腰膝酸痛，神疲乏力，失眠健忘，注意力难以集中等症。

•叩督脉改善心脑血管功能

食指、中指、无名指并拢，沿头部中线垂直敲击穴位，从额头一直到后脑勺。

*改善心脑血管功能，提神醒脑，有助于治疗头痛、眩晕。

•捏五经消除颈部疲劳

五指撑开放在头上，从前向后推，推到后脑时五指并拢，一直按摩到脖子，头顺势后仰。

*防治头晕、偏头痛，消除颈部疲劳。

•扣十指提神消疲劳法

双手指尖相对敲击，然后双掌合十，指尖不动，叩击掌根。

*此方有提神和消除疲劳之功效。

•活动颈肩促进血液畅通

取坐位，弯曲手臂，双手放在肩上，头向后仰，双肘大幅度地画圈带动肩关节做环绕动作。

*放松长期处于紧张状态的颈肩关节周围的肌肉群，促进颈肩部血流通畅，可有效防治肩周炎、颈椎病等。

•放松背部小动作

上身挺直，盘腿坐下；吸气3秒，同时向左右伸直双臂，掌心向上，从侧边上抬，直达头顶；呼气3秒，上半身向右旋转90度后屏住呼吸6秒；吸气3秒，上身转回原位；呼气2秒，掌心向下，手臂从头顶放至身体两侧。

*此动作能使整个脊椎得到伸展，并放松背部肌肉。

减压抗压 JianYaKangYa

长期承受压力，对我们的健康会造成很大的威胁，导致人们郁郁寡欢、脾气暴躁，甚至诱发各种疾病。所以，减压抗压十分重要。下面提供了一些实用的小偏方，让你快速地减压，惬意地生活！

•酸枣仁饮释放压力

酸枣仁10克，甘草3克，五味子7粒，知母、茯苓、川芎、白芍各6克。将上述所有材料用水煎服，每日1剂。

*此方可缓解焦虑情绪，释放压力。

•猪脑补脑益智

鲜猪脑120克，鸡蛋3个，熟火腿、葱花各10克，盐、胡椒粉各适量。将鲜猪脑切成小块，鸡蛋打散，熟火腿切成粒；锅中烧水，水开时投入猪脑块，用中火煮至八成熟，捞起沥干水；在打散的蛋液中加入猪脑块、盐、胡椒粉、火腿粒、葱花拌匀；另起锅下油，轻轻倒入鸡蛋液，用小火煎至两面微黄，铲起切成小块即可食用。

*此菜能补脑益智，适合身体虚弱、神经衰弱、精神压力大的人食用。

•天麻煮鱼头减压抗压

鱼头250克，生姜20克，天麻、料酒、盐、葱花各10克。将鱼头及天麻洗净，生姜切片，锅中烧热油，放入姜片和鱼头，将鱼头煎至两面金黄色后，放入汤煲内，放入天麻，加入清水和料酒煮2个小时，最后撒盐调味，撒入葱花即可食用。

*此方可促进大脑发育，具有减压抗压的功效。

•桃仁鸡花减轻压力

鸡脯肉100克，核桃仁50克，圆椒1个，胡萝卜10克，生姜5克。将鸡脯肉、胡萝卜和圆椒切丁，生姜切小片，核桃仁用沸水泡透；鸡丁加少许盐用水淀粉腌好；锅中放油，把核桃仁用小火炸酥捞起，然后把鸡丁下入，炒到滑嫩，捞起待用。锅内留少许油，下姜片、圆椒、胡萝卜炒至快熟，加入鸡丁，调入盐和白糖炒至入味，用水淀粉勾芡，撒上核桃仁，淋入麻油即可食用。

*此方可益气补血，养精填髓，有很好的减压抗压作用。

•黄花缓解压力

猪瘦肉250克，干黄花菜10克，枸杞子、生姜、香菜各5克。将黄花菜泡透洗净，切成粒；猪瘦肉剁成泥；枸杞子泡透；生姜去皮切粒；香菜切粒；在碗中加入瘦肉泥、枸杞子、生姜粒，调入花生油、盐、白糖、水淀粉拌匀打透，做成肉饼，最后撒上黄花菜，用大火蒸9分钟后拿出，撒入香菜，淋上香油即可食用。

*此菜可以健脑益智、抗衰老，能改善因压力过大引起的记忆力减退症状。

•闻橘子味减压法

觉得压力大时，可以选择一些气味清新的水果，如柠檬、橘子、芒果等水果，放在身边，不时闻一闻它们的味道。

*这些水果的气味能改变基因活动和血液中的化学物质，帮助人们减压。

•橙汁补充体力

橙子数个，榨成橙汁，每日喝250毫升左右。

*每日补充足量维生素C，有助于降低人体应激激素水平，有减压抗压的作用。

•瑜伽减压法

坐在床上，腿部盘起，右手置于身后，扶着床头，而左手轻轻地放在右膝上；身体坐直，吸气，数到4；呼气，缓慢地弯曲右手；屏住呼吸，坚持数到4以上；交换左右，重复。

*具有抗压减压的作用。

•捏耳垂缓解压力

双手分别轻拉耳垂，以相反方向画圆圈，从1数到10。

*这一动作有益活动大脑皮层，缓解压力。

•说“现在放松”

关起门来，调大电脑或音响音量，自言自语“现在放松”6分钟，同时进行深呼吸。

*可以有助于缓解紧张气氛，减轻压力。

•模拟击鼓减压法

学学摇滚鼓手的击鼓动作，如果没有真鼓，也可以模拟击鼓动作敲桌子。

*可以减压，有助于缓解紧张情绪。

改善失眠 GaiShanShiMian

现代人经常处于紧张的状态，因此不少人患上了失眠。失眠是令许多人头痛的顽症，夜里睡不着睡不好，白天没精神。如果长期这样恶性循环，疾病就会接踵而至。下面的小偏方可以帮助你一觉安稳睡到天亮。

•猪心汤改善失眠

猪心1个，三七、蜂蜜各30克。将猪心洗净，与三七共煮，待猪心熟后加入蜂蜜，吃肉饮汤即可。

*此方可宁心安神，改善失眠。

•鸡蛋枸杞治疗失眠

鸡蛋2个，枸杞子15克，红枣10颗。先将枸杞子、红枣用水煮30分钟，再将鸡蛋打入共煮至熟，日服2次。

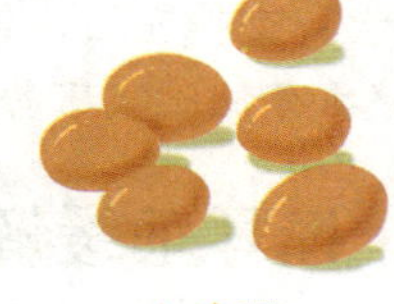
▲鸡蛋

*主治失眠、健忘。

•黑芝麻桑叶安心神

金橘8克，黑芝麻、桑叶、核桃肉各25克，将所有材料捣碎成泥状，每晚睡前服1次，连服4～5天。

*此方具有补肝肾、润五脏、益气力、安心神的作用。

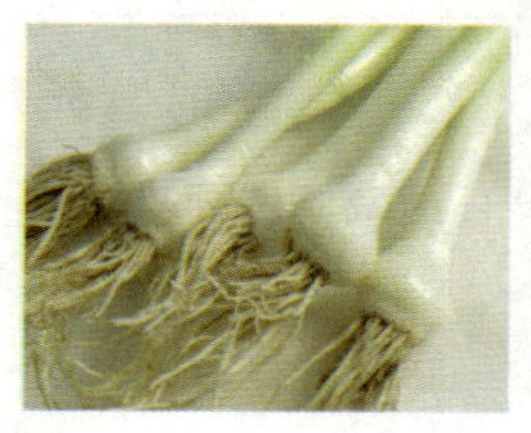

•葱白红枣补气安神

葱白7根，红枣20颗。将葱白和红枣共同放入锅中，加水煮沸20分钟后吃枣喝汤，每晚睡前1次。

*具有补气安神的作用。

柏树叶枕镇静安眠

拣一些柏树叶，洗净晒干，装入枕头中。

*柏叶有一股清香味，使人感到舒适，使人心神平静，有镇静安眠的效果。

鲜果皮枕安眠

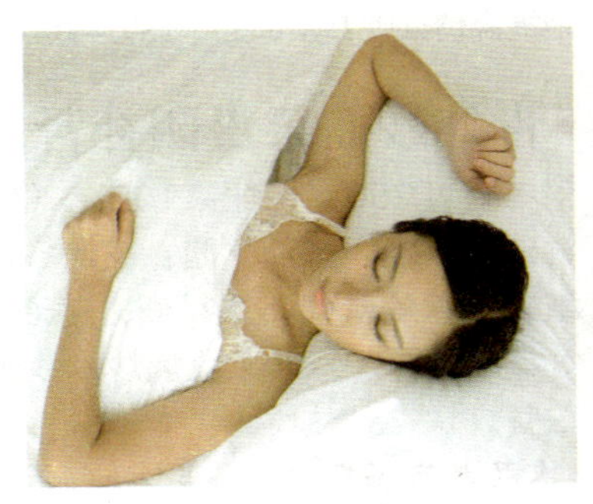

将鲜橘皮或梨皮、香蕉皮50～100克，放入1个不封口的小袋内。晚上睡前把它放在枕边。

*睡觉时，果皮散发的芳香对脑神经起着镇静作用，使人能安然入睡。

丹参远志膏养血安神

丹参、远志、石菖蒲、硫黄各20克，白酒适量。将所有材料共研细末，加白酒，调成膏状，贴于脐中，再以棉花垫于脐上，用胶布固定，每晚换药1次。

*凉血消痈，清心除烦，养血安神。

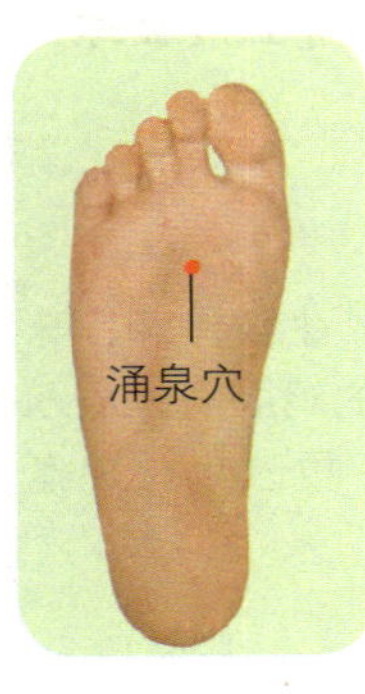

按摩涌泉穴治失眠

将一只脚的脚心放在另一只脚的大拇指上，做来回摩擦的动作，直到脚心发热，再换另一只脚。

*不仅能够改善失眠的症状，还具有一定的保健作用。

提高情欲 TiGaoQingYu

性爱是上帝赐给人类的最好礼物，可以让你的夫妻生活更和谐更健康。那么，如何使两人关系更加亲密和谐？如何才能有效健康地提高情欲呢？下面的小偏方将帮你解决这些问题。

•青虾炒韭菜滋阴补肾

青虾250克，韭菜100克（切段），植物油、料酒、酱油、醋、姜丝各适量。先以植物油煸炒青虾，烹料酒、酱油、醋、姜丝等调味，再加入韭菜段煸炒，炒熟即可，用以佐餐。

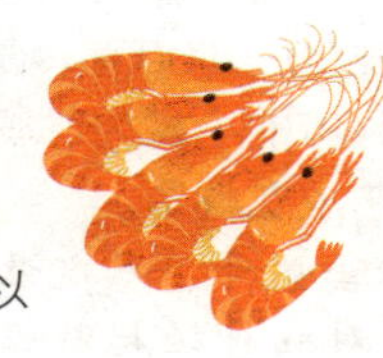

*本品具有滋阴补肾。

•黑豆狗肉提高性欲

▲黑豆

黑豆50克，狗肉250克，盐、生姜、五香粉、糖各适量。

将狗肉洗净，切成小块，黑豆洗净，将所有的材料共放锅内，炖煮2个小时，即可进食。

*此方有增强身体抵抗力，提高消化能力，促进血液循环，改善性功能的作用。

•枸杞蒸鸡滋补肝肾

枸杞子15克，鸡肉500克，料酒、胡椒面、生姜、葱、味精、盐各适量。枸杞子洗净后，放入去掉内脏的鸡肚内，放入砂锅加水及葱、姜、料酒等。先用大火煮沸，再改小火炖煮1个小时。调味后吃鸡肉和枸杞子，喝鸡汤。

*本品具有滋补肝肾之功效。

鹿角胶补肾

鹿角胶20克，粳米100克，生姜3片。先煮粳米做粥，待沸后加入鹿角胶、生姜同煮为稀粥服食即可。

*本品具有补肾阳，益精血之功效。

海马汤提高情欲

海马6克，九香虫、仙茅、淫羊藿各9克，熟地、菟丝子、山药各15克。将所有材料碾碎成末，煎服，每日1剂，分2～3次温服。

*本品有促进性欲的作用。

女子性冷淡方

海马研末5克，淫羊藿10克。煎水冲服，每日2次。

*本方具有提高女子性欲的作用。

三子酒补肾阳

菟丝子、覆盆子、韭菜子各50克。将所有材料炒熟、研细、混匀，用适量料酒浸泡20天后饮用。每次50克，每日2次。

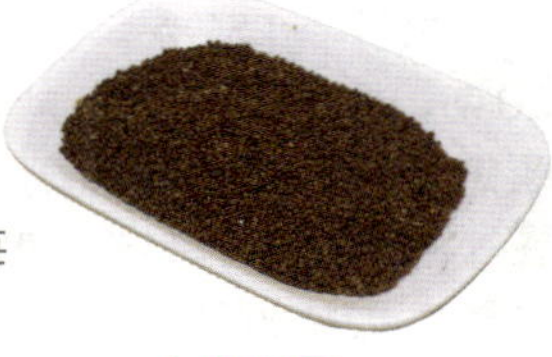

▲菟丝子

*本品有补肾阳、提高性欲的功效。

苁蓉羊肉粥

肉苁蓉20克，精羊肉150克，大米100克。将羊肉洗净切薄片，先将大米和肉苁蓉放入锅中熬煮烂，起锅前5分钟，放入羊肉即可食用。

*本品可温通肾阳，补肾虚。

增强抵抗力 ZengQiangDiKangLi

我们体内有一位世上最好的“医生”——免疫系统。免疫系统拥有抵抗力，能够对从外界侵入到人体的有害物质进行识别，并且及时清除，维持身体的健康。因此，增强抵抗力实际就是提高我们的免疫力，对我们的健康至关重要。

•三豆粥增强抵抗力

绿豆、黑豆、红小豆、大米各30克，白糖适量。将上述材料分别洗净，放入清水中浸泡2个小时；将泡好的材料放入锅中，加入适量水，大火煮沸，再转小火煮至豆烂粥熟，加入适量白糖调味，每日食用。

*增加机体活力，增强抵抗力。

•猪肉白萝卜增强体质

白萝卜150克，猪腰肉100克，姜片20克，鸡汤、酱油、盐各适量。将白萝卜随意切成小块，猪肉则切成3～4厘米块；在小锅中放入鸡汤；煮沸之后放入猪肉块煮熟，去掉煮渣；加入白萝卜块与姜片，用中火煮到白萝卜块变软为止；用酱油、盐来调味即可。

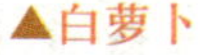
▲白萝卜

*此方具有益气补血、增强抵抗力的功效。

•酸枣仁饮

酸枣仁10克，甘草3克，五味子7粒，知母、茯苓、川芎、白芍各6克。将上述药材用水煎服，每日1剂。

*此方对劳极困乏者有显著效果。

茉莉玫瑰花茶

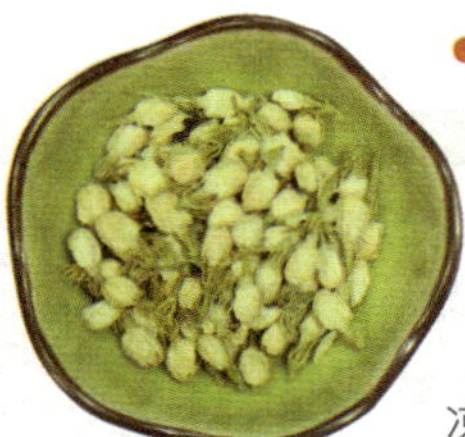

▲干茉莉

绿茶9克，干玫瑰花瓣、干茉莉花各5克。将绿茶、干玫瑰花瓣、干茉莉花放在茶杯内，冲入沸水；待茶叶沉底后，先把茶汁倒出冷却，再续泡2次；凉凉后，即可饮用。

*有益于缓解心情抑郁、性情烦躁，减缓压力。

薰衣草浴舒缓压力

薰衣草粉5克。取薰衣草粉撒入浴缸中，也可以用小布袋装适量薰衣草，泡在浴缸里，浸泡15～30分钟。

*可以舒缓压力，收缩全身皮肤，美体香身。

薰衣草饮缓解焦虑

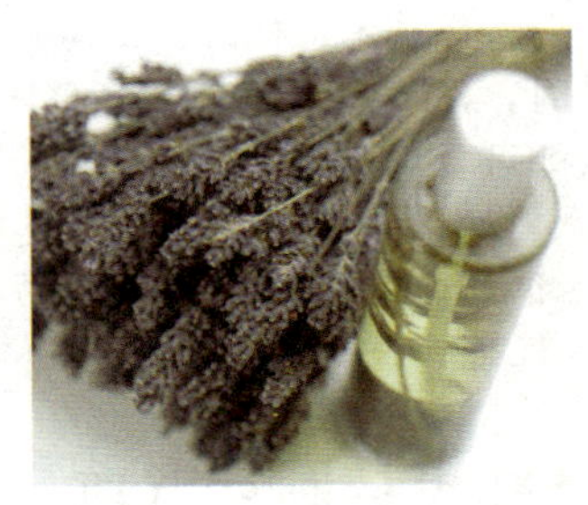

薰衣草4克，柠檬草2克，薄荷叶3～5片。热水温热杯子，放入薰衣草、柠檬草和薄荷叶，冲入沸水，泡出香味；滤掉茶渣，便可饮用。

*常饮此茶可以舒缓焦虑情绪、改善失眠。

合理晒太阳增加免疫力

每日晒太阳15分钟，不要选中午日光最强烈的时候，小心晒伤皮肤。

*此方是最简单有效获取维生素D的方法，而足够的维生素D对健康十分重要，可增强身体免疫力。

补益气血 BuYiQiXue

中医认为，人体最重要的就是气和血，气与血的通力合作，才能营养人体的脏器组织，维持生命活动。气血充盈，则人健康、长寿；气血亏虚，人就会疾病缠身，过早衰老。因此补益气血非常重要。

•鸡汤补益气血

枸杞子25克，党参15克，红枣10颗，姜5片，酒200毫升，鸡腿肉50克。鸡腿肉切块，再焯去血水。将所有食材和鸡肉一起放入炖锅中，炖至鸡肉熟烂，加少许盐调味即可食用。

*本品有很好的补益作用，适宜于身体虚弱之人食用。

•黑糯米益气养血

黑糯米、桂圆、山药、红枣各适量。将黑糯米浸泡2个小时，然后放入锅中熬煮，水开后加入剩下的材料熬煮到软烂即可食用。

*黑糯米、桂圆、红枣都是补血的好食物，再加上营养价值很高的山药，益气养血的功效更显著。此粥可以补血气、促进血液循环。

•红枣桂圆补气血

红枣20克，桂圆15克，红糖10克。红枣洗净，去核；桂圆去皮、核备用；将红枣与桂圆肉同放入锅内，加入大约500毫升清水，用大火烧沸，改用小火炖煮35分钟，加入红糖搅匀食用即可。可单独随量服用，也可佐餐服用。

▲红枣

*补气血、益脾胃。适用于贫血、神经衰弱、脾胃虚弱等症。

灵芝蒸鸡补气益脾

灵芝30克，仔鸡1只，生姜、胡椒、盐、料酒各适量。将鸡清除干净后放入盆内，将灵芝及生姜、胡椒、盐、料酒放入鸡腹内，并加适量水，蒸至鸡烂熟。饮汤食鸡。

*本方以灵芝、鸡共奏补气益脾之功，用于脾虚气弱、饮食减少、消瘦乏力者。

酸枣芡实养心补血

酸枣仁10克，芡实12克，龙眼肉6克。煮汤后宜睡前服食。

*宁心安神，养心补血。

敲胆经补益气血

每日在大腿外侧的胆经上用力敲打，每敲打4下算1次，每日敲左右大腿各50次，也就是左右各200下。由于大腿肌肉和脂肪都很厚，因此必须用力，而且以每秒大约两下的节奏敲，才能有效刺激穴位。

*此法可刺激胆经，强迫胆汁的分泌，提升人体的吸收能力，提供人体造血系统所需的充足材料。

头部按摩促进气血通畅

用十指的螺纹面及指甲对头皮进行按摩。按摩时，自前额上的头发抓起，由前向后，经头顶至后发际；再从后向前，循环往复。按摩时注意闭眼养神，身体放松。每日可以做5～10分钟。

*头部是人体的神经中枢、指挥中枢，对头部进行适当按摩，可以升举阳气，促进气血通畅，起到清脑提神、健身强体的作用。

滋阴补肾 ZiYinBuShen

肾为先天之本，具有主生长、发育等功能。生殖器的功能、生育的能力都与肾气的旺盛与否息息相关。因此，滋阴补肾成为许多人关注的焦点。女性滋阴补肾，更能延缓衰老，养颜护肤。

•山药枸杞子滋阴补肾

鲜山药200克，干莲子肉20粒，枸杞子20克，银耳6朵，冰糖适量。鲜山药去皮，切段，与其余配料共同放入无油瓦罐中，加清水浸泡，用小火慢炖2个小时，至汤液黏稠即起锅。

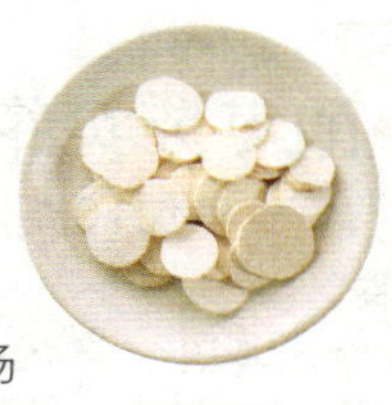

▲山药

*山药含有多种营养素，有强健机体，滋阴补肾的作用。

•双耳汤滋阴补肾

木耳、银耳各10克，冰糖30克。将木耳、银耳用温水泡发，拣去蒂及杂质，洗净放锅内；加600毫升清水煮沸后，用小火煮1小时，加入冰糖即可。早晚各服1次，需久服。

*滋阴，补肾，润肺。

•韭菜猪腰温肾壮阳

韭菜100克，羊肝、猪腰各150克，葱、姜、盐各适量。将韭菜洗净切段，羊肝、猪腰切片，调味后共放铁锅内明火炒熟，佐餐服食，每日1次，月经前连服数天。

*此方可以温肾壮阳，补血清虚热。

•猪肾粥改善肾虚劳损

猪肾1只，大米60克，草果8克，缩砂6克，陈皮3克，白酒适量。猪肾去筋膜，洗净，切碎。陈皮去内膜，与草果、缩砂、猪肾一起煮成汁液，滤渣，入白酒少许，与大米煮成粥状即可。

*此方可改善肾虚劳损、腰膝无力、疼痛等不适反应。

●枸杞子黑豆滋阴补肾

猪排或羊骨100克，黑豆50克，枸杞子10克，红枣10颗，盐适量。取猪排或羊骨洗净，放入砂锅，加水适量煮沸，撇去浮沫，放入黑豆、红枣炖煮；煎炖1～2个小时后，放入枸杞子煮沸，加少许盐调味即可。

*此汤有滋阴补肾之功效，可以改善血虚引起的头晕目眩、心悸眼花、手脚发麻等不适。

●何首乌猪肝补肾健肾

何首乌50克，猪肝100克。将何首乌洗净水煎取汁，备用；猪肝洗净切片，炒熟，加入何首乌汁，煮沸即可。

*此方可用于慢性肾功能衰竭。

●按摩气海穴温阳益气

在我们人体的前正中线上，肚脐下面1.5寸的气海穴是很重要的补肾穴，人体的元气跟这个穴位有很大的关系。每日用艾条来灸10～20分钟就很好，再用大拇指点按这个穴位至酸胀甚至有上下传导的感觉，然后再揉10分钟左右即可。

*按摩气海穴有温阳益气、扶正固本、培元补虚之功效。

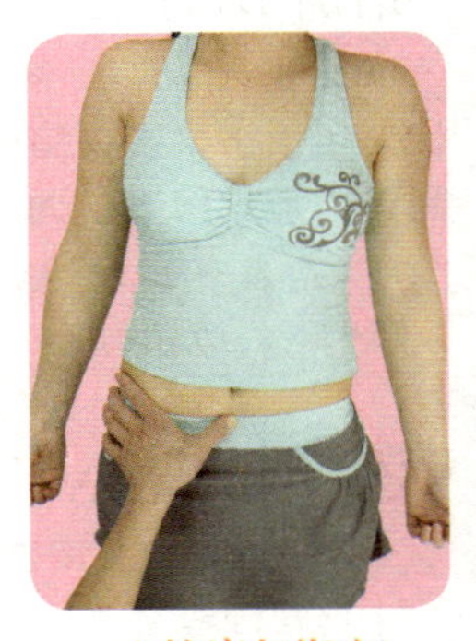

▲按摩气海穴

调养五脏 TiaoYangWuZang

中医认为，外表是内在的体现。你的身体健康与否、脸色如何，都可以判断出五脏的健康。同样，五脏的状态，也能在外在的体表特征中表现出来，所以要让自己拥有气质的外表，一定要从身体的内部调理开始。

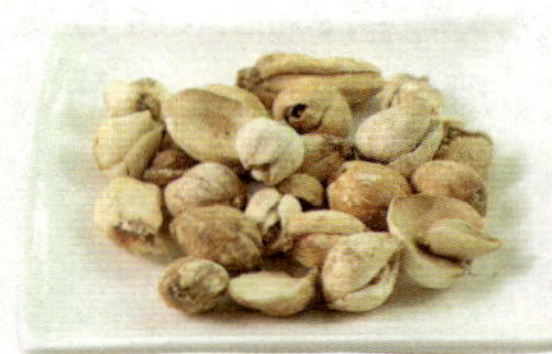
▲川贝母

•川贝母百合润肺止咳

川贝母、雪梨、百合、陈皮各适量。将川贝母、百合和陈皮用水浸透洗净；雪梨用水洗净，连皮切件，去蒂、核；将川贝母、百合、陈皮、雪梨等材料连同冰糖一起放入炖盅内，加适量凉沸水，盖上盅盖；隔水炖3小时，即可食用。

*此汤可以清热气，润肺止咳。

•猪肺汤补肺

甜杏仁15克，猪肺1只。把猪肺反复冲水洗净，切成片状，用手挤，洗去猪肺气管中的泡沫。把猪肺和杏仁一起放入瓦煲内加水煲煮，调味即可食用。

*杏仁是滋养缓和性润肺止咳之物，猪肺有补肺的功用。所以润肺之功较好。

•莲子粉安心宁神

粳米100克，干莲子粉50克，桂圆肉30克，冰糖适量。将上述材料同煮成粥，然后加入冰糖，临睡前服食1小碗。

*此方有益心脾、补气血、安心神之功效。

•小麦红枣饮

小麦60克，红枣10枚，炙甘草6克。将材料一同煎水代茶频饮。

*养心安神止心悸，润肤红颜。

•枸杞粥保肝护肝

枸杞子30克，大米60克。先将大米煮至半熟，然后加入枸杞子，煮熟即可食用。

*保肝护肝，促使肝细胞再生。

•桑葚粥养肝明目

桑葚30克（鲜桑葚60克），糯米60克，冰糖适量。将桑葚洗净，与糯米同煮，待煮熟后加入冰糖即可饮用。

*此粥能滋补肝阴，具有养血明目之功效。

•蒜泥醒脾健胃

生蒜10克，白糖、醋各适量，将生蒜捣成生蒜泥，加白糖、醋少许，拌食即可。

*此方不仅有醒脾健胃之功，而且还可以预防肠道疾病。

•按摩腹部护脾健胃

仰卧，以脐为中心，沿顺时针方向用手掌旋转按摩20次。

*此法能养脾健胃，可使食欲增加、气血畅通。

•炒食盐暖脾方

食盐100克，纱布袋1个，将食盐炒热，用较厚的纱布袋装好，置于肚脐上三横指处。

*有温中散寒、止痛养脾之功。

保养卵巢 BaoYangLuanChao

卵巢与女性的容貌、情绪、健康等息息相关。如果你出现色斑、皱纹、皮肤松弛、身材变形、月经不调等症状，也许是卵巢出了问题。从现在开始，快来关心一下你的卵巢健康吧！

•丹参黄豆汤

黄豆50克，丹参10克，蜂蜜适量。将丹参洗净放砂锅中，黄豆洗净用凉水浸泡1小时，捞出倒入锅内加水适量煲汤，至黄豆烂，拣出丹参，加蜂蜜调味即可食用。

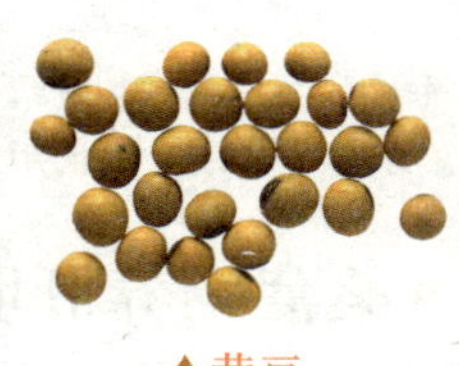

▲黄豆

*丹参有活血调经，祛瘀止痛，凉血消痈，清心除烦，养血安神的功效；黄豆有益气养血，健脾宽中，润燥消水的功效，两者合用对卵巢保养有一定的功效。

•枸杞子红枣鸡蛋汤

枸杞子30克，红枣10颗，鸡蛋2个。枸杞子洗净沥干；红枣洗净去核，一起放于砂锅中，加清水适量烧沸后，加入鸡蛋煮熟，调味即可，分2次食用。

*枸杞子可以改善体质，具有滋补肝肾、延衰抗老的功效；红枣有补气养血的功效，二者合用对卵巢保养很有益处。

•生姜红糖

▲生姜

生姜、红糖各适量。将生姜切碎，拌上红糖，放在碗中，包上保鲜膜，隔水蒸熟，放凉后，每日1勺，温水吞服。

*此方可治疗宫寒，保养卵巢。

•精油按摩温暖卵巢

沐浴清洁后取适量的卵巢保养精油，均匀涂抹于腹部，从锁骨向肚脐方向顺势按摩；沿腰线左右两侧向肚脐揉压，上腹部加强横膈膜，下腹部加强子宫卵巢区；双手以肚脐为中心，顺时针方向按下腹部，加强卵巢吸收；取适量的卵巢保养精油，涂抹于肾俞处，搓至身体发热即可。

*具有温暖卵巢的功用。

•打圈按摩保养卵巢

双手轻抚腹部，顺时针打圈放松；两手平放卵巢处推向腰部两侧腹股沟再拉回点按中极穴；将双手搓热在卵巢部位震颤，在放于子宫处震颤。要注意按摩前30分钟不可进食，护理前后6小时内不可饮酒。按摩后静卧5～10分钟。卵巢保养以每月2～3次为宜，月经前7天和后5～7天不宜进行保养。

*此法可温暖卵巢，使卵巢得到按摩，恢复年轻状态。

•按摩三阴交保养卵巢

每日晚上5～7点，用力按揉两条腿上的三阴交穴15分钟。

*此法能使气血通畅、活血、滋阴利湿，有保养子宫和卵巢的作用。

•抬腿动作促进卵巢内分泌

平躺，抬起骨盆，双手托起腰部；缓慢抬起右腿，小腿与地面保持平行，下巴内收，眼睛平视。

*此法能加强腹部的伸展，收紧子宫，促进卵巢内分泌，同时还有助于提高注意力。

呵护子宫 HeHuZiGong

子宫被誉为“生命的摇篮”。想要拥有女性独特的风韵，延缓衰老，享受为人母亲的权利，精心呵护子宫是必不可少的。下面的几个小偏方，不仅可以帮助你保养子宫，还能防治各种子宫疾病的发生。

•艾叶鸡蛋温暖子宫

鸡蛋2个，生姜15克，艾叶、当归各10克。将艾叶、当归、生姜、鸡蛋（带壳）适量加水煎煮；蛋煮熟后去壳取蛋，放入再煮，煮好后，饮汁吃蛋。

*可以散寒止痛，温经止血，温暖子宫。

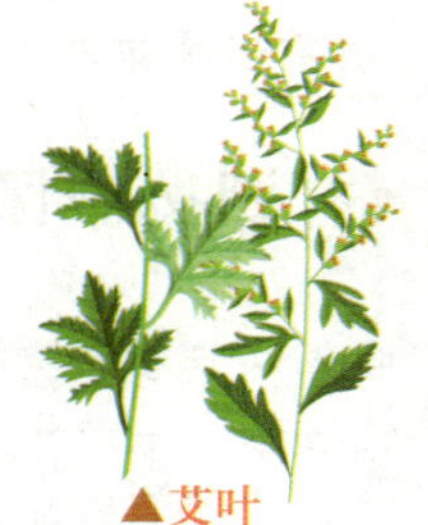

▲艾叶

•粗盐热敷温暖子宫

海盐（大粒粗盐）250克，花椒30粒，葱花适量，毛巾1条。将海盐、花椒、葱花放进锅里干炒，待葱花变黄即可拿出，用毛巾包好，放在腰上或小肚子上热敷。可以反复利用，不可太热。

*温暖子宫，排出瘀血。

•点揉法呵护子宫

用双手食指、中指按压住两旁子宫穴，稍加压力，缓缓点揉，按揉5分钟，以腹部酸胀、腹腔内有热感为最佳。

*此法具有活血化瘀、理气止痛的作用。

•按摩小腹促进血液循环

双手相叠置于小腹中间，紧压腹部，慢慢按摩腹部，以每分钟10次左右的频率进行，直至小腹内有热感为宜，按5分钟。

*此法可增加小腹腔内脏血运，促进小腹内微循环，具有止痛调经的作用。

•小运动缓解下半身紧张感

双腿上举90度，双手扶在后腰处，缓慢地将背部立起，双腿朝地面方向下落，脚尖点地，头、肩保持不动，下巴内收，双腿自然伸直，双手掌心向下，按压地面，身体一定要保持好平衡。

*此法能为子宫增添新鲜血液，净化子宫、骨盆，缓解下半身的紧张和压力。

•小动作净化子宫

身体平躺，做仰卧起坐。注意腿不能伸得太直，最好有点弯曲。在锻炼时注意，起身时吐气，躺下时吸气。20个动作为一组，每天坚持做2组。

*仰卧起坐可以刺激腹股沟的血管，加速血液流动，从而起到保养子宫的作用。同时，此动作也可以治疗和缓解妇科疾病。

•八字排毒式疏通腹部经络

平躺，缓慢将双腿上举90度，双手抓住脚跟，将两腿分开到最大极限，缓慢抬头向前看，体位保持20秒。

*此法能强力刺激骨盆、子宫，增强这个区域的柔软度，疏通这个区域的经络，按摩脏腑。

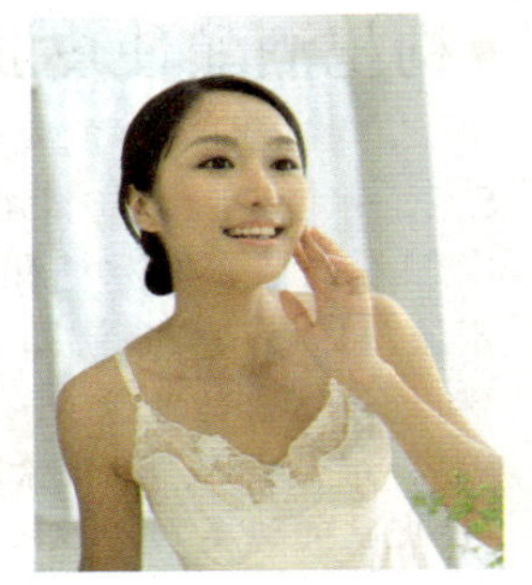

美容减肥老偏方，轻松变美、变漂亮

美白 MeiBai

俗话说“一白遮百丑”，女性对美白的追求从未停止过。女性朋友经常会不惜代价，购买昂贵的化妆品。其实，美白护肤品不仅仅会出现在化妆台上，各种天然的食物和常见的药材，都可以让你拥有白净的肌肤。

•薏米牛奶改善皮肤粗糙

薏米15克，鲜奶250毫升。将薏米浸泡4小时，然后放入锅中煮熟，加入鲜奶，调小火搅拌一下，再煮5分钟即可。每日适量服用。

*薏米主要成分为蛋白质、维生素B1、维生素B2，有使皮肤光滑，减少皱纹、消除色素斑点的功效。在薏米粥中加入牛奶，会使美白效果更胜一筹。

•枸杞酒酿使皮肤细腻

酒酿200克，鹌鹑蛋50克，枸杞子5克，冰糖适量。先将酒酿煮沸，然后依次加入枸杞子、冰糖和搅拌均匀的鹌鹑蛋蛋液，最后大火煮沸即可，每日喝1碗。

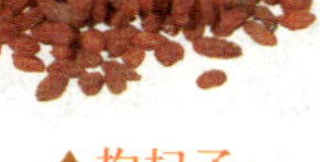
▲枸杞子

*枸杞子富含维生素A，鹌鹑蛋中含有丰富的蛋白质、B族维生素和维生素A、维生素E等，与酒酿一起煮，会产生有利于女性皮肤的酶类与活性物质，女性食用后皮肤细嫩有光泽。

蔬果汁美白皮肤

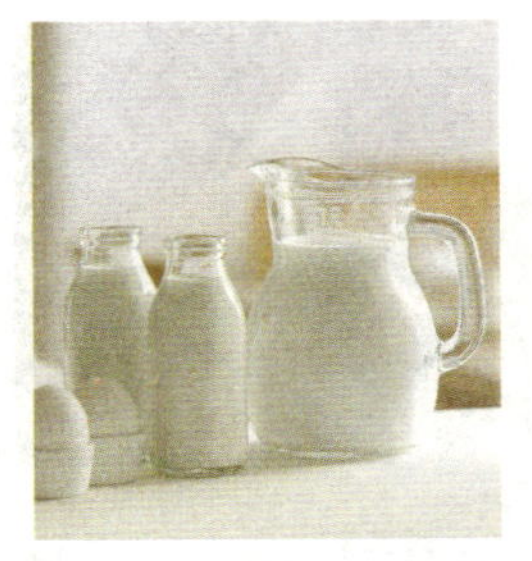

黄瓜1/2根，苦瓜1/4根，西芹1根，苹果、青椒各1个。将青椒、黄瓜、苦瓜、西芹、苹果打成蔬果汁，每日饮用1杯。

*这些蔬果汁中含有丰富的维生素C，对于美白皮肤有非常好的效果。

冬瓜子仁美白面部

冬瓜子仁5克，橘皮6克，桃花12克。将上述三种材料混合研为细末，饭后用米汤调服，每日3次，连服数月。

*可使面部变得白嫩光滑。

多味中药补血美白

广苓苓、土瓜根、皂角末、川芎、细辛、附子、藁本、藿香、冬瓜子、沉香各30克，白檀、甘草、杜苓苓、白及、百年堂阿胶、吴白芷、白茯苓各60克，白术、生栗子各15克，核桃250克，白蔹45克，丝瓜4个，糯米粉750克。以上药物共研为极细粉。每日早晚蘸药粉洗面。

*滋润皮肤、减少皱纹，使得面色红润、白皙、有光泽。

土豆美白面膜

土豆1个，鲜牛奶150毫升，面粉50克。土豆洗净并去皮切块，放进榨汁器中榨汁；在该容器中倒入鲜牛奶，并拌入面粉，制成糊状，即可作为面膜使用。将土豆面膜敷于脸上，20分钟后洗净。

*土豆中含有丰富的维生素，可以促进皮肤细胞生长，保持皮肤光泽，漂白皮下黑色素，不仅可以美白嫩肤，而且可以减退夏日晒斑。

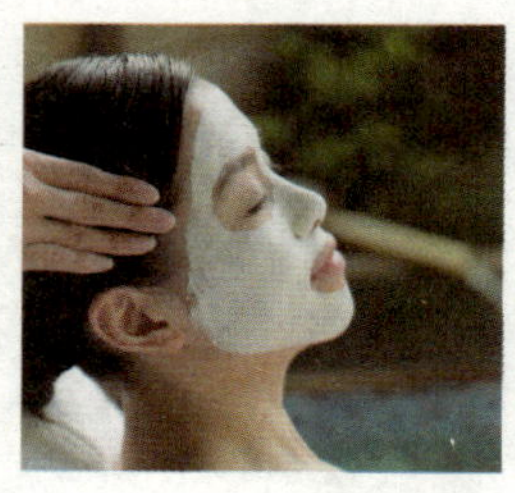

•菊花洗抑制面部黑色素

菊花适量。将新鲜菊花捣烂，加入半个蛋清，拌匀后敷面。

*菊花内含有丰富的香精油、菊色素，可有效抑制皮肤黑色素的产生，柔化表皮细胞，美白肌肤。

•茶水美白面部

洗脸后，将茶水涂到脸上，并用手轻轻拍脸。将蘸了茶水的脱脂棉敷在脸上2～3分钟，然后用清水洗净。有时脸上的茶水颜色不能马上洗掉，但过一个晚上会自然消除。

*此方有除色斑、美白的效果。

•白芷蜂蜜美白

白芷粉末6克，鸡蛋1个（取蛋黄），蜂蜜10毫升，小黄瓜汁5毫升，橄榄油15毫升。先将白芷粉末装在碗中，然后加入蛋黄搅均匀，再加入蜂蜜和小黄瓜汁，调匀后涂抹于脸上，约20分钟后，再用清水冲洗干净。脸洗净后，用化妆棉蘸取橄榄油敷于脸上，约5分钟。然后再用热毛巾覆盖在脸上，此时化妆棉不需拿掉。等毛巾冷却后，再把毛巾和化妆棉取下，洗净脸部即可。

*均匀肤色，缩小毛孔，美白皮肤。

•鲜果美白补水

柠檬、苹果、香蕉各1个，龙眼10颗，鸡蛋1个（取蛋清）。将柠檬、苹果、香蕉、龙眼放入榨汁机中榨成汁，再加入蛋清，调匀，捣成泥状。均匀敷于脸部和脖子上，20分钟后用清水洗净即可。

*美白、补水，很适合夏季使用。

杏仁膏美容润肤

滑石粉200克，香白芷50克，杏仁、云母粉各100克，蜂蜜适量。将杏仁、香白芷焙干研细粉，再与滑石粉、云母粉混合拌匀，然后加适量蜂蜜调成软膏。每日涂敷面部少许。

*此方能润泽肌肤，可治疗面容干燥无光泽或面部有黑点。

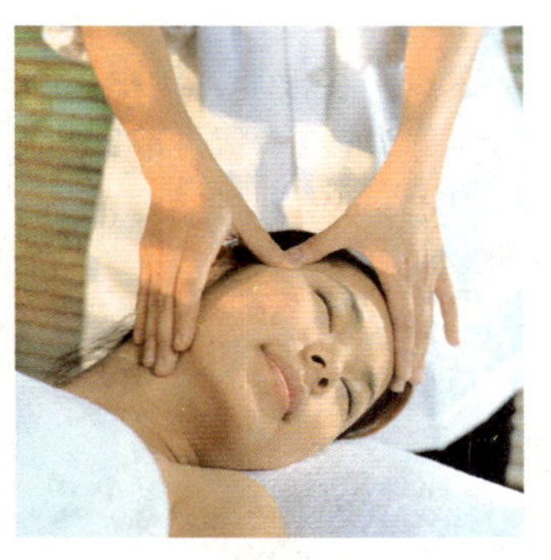

美白按摩法

用食指、中指和无名指，以眉心为基点，向太阳穴方向画圈按摩。用中指指腹向下顺直轻轻按摩鼻子两侧，左右两侧各按摩3次。中指指腹紧贴鼻沟，一点一点上下移动，大约做6次。在容易下垂的嘴角处迅速向上提，用中指和无名指的指腹从下唇正中心滑向左右嘴角进行按摩，大约做3次。脸颊部分大幅度按摩，以下腭为中心用中指和无名指的指腹，向左右耳方向画圈按摩。手指大幅移动按摩全脸，大约做3次。

*此按摩法可以舒展肌肤和防止皱纹出现，促进淋巴循环，缓解皮肤松弛，让气血循环顺畅，使肤色健康均匀。

褪黑指压法

用食指及中指的第2节位在耳背的凹下位置按压，每次按3秒，做5次。用双手中指指腹放在眼头位置指压，每次6秒。再用食指及无名指按眼肚位。然后把手指转向掩双眼轻按，同样是每次6秒。最后再轻按眉尾至太阳穴位置。

*减退天生深肤色，去汗斑，使皮肤嫩白。

除皱 ChuZhou

皱纹是女人衰老的标志，随着年龄的增长，再美的女性也难逃岁月的痕迹。除皱是赶走面容衰老最快捷的方法。那么，如何消灭脸上的细纹呢？不妨试试以下小偏方。

•银耳枸杞除皱润肤

银耳15克，枸杞子25克，蜂蜜适量。将银耳、枸杞子同入锅内，加适量水，用小火煎成浓汁后，加入蜂蜜再煎5分钟即可服用。隔日1次，用温沸水对服。

*此方有滋阴补肾、益气和血、除皱、润肤之功效。

•苹果膏增强皮肤弹性

苹果1/2个，蜂蜜10毫升。将苹果捣碎后，加蜂蜜和面粉少许，调成糊状。使用时，将这种膏状物涂敷于面部，30分钟后洗净。每周1～2次。

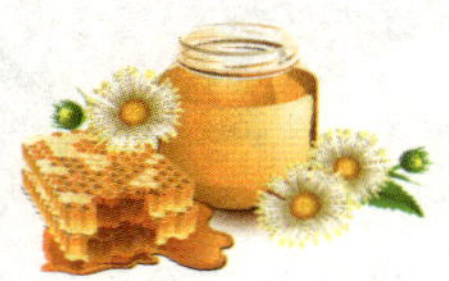

▲蜂蜜

*可达到去皱、增强皮肤弹性的效果。

•啤酒减少面部皱纹

每日中餐、晚餐各饮150～250毫升啤酒。

*啤酒中含有大量的B族维生素、糖和蛋白质。适量饮用能增强体质，减少面部皱纹。

•嚼口香糖消除皱纹

每日咀嚼口香糖5～20分钟，可改善面部的血液循环，增强面部细胞的新陈代谢功能，使皱纹逐渐消退。

*能使面部皱纹减少，面色红润。

•米饭团去皱法

当米饭做好后，挑些较软温热的米饭揉成团，放在面部轻揉，把皮肤毛孔内的油脂、污物吸出，直到米饭团变得油腻污黑，然后用清水冲洗面部。

*可使皮肤呼吸畅通，减少皱纹。

•鬼脸去皱法

首先快速转动眼球，接着吸气、拽紧拳头、拧巴面部肌肉，与便秘时感觉相似。用力呼气，甩出舌头，鼓动双眼，放松双拳。睁大双眼，做震惊状，视线定于前方一点。保持5～10秒，做四个循环。嘴里鼓气，做吹小喇叭状。朝左侧仰头，舌尖顶住口腔上腭，吞口水。重复，移向右侧吞口水。最后闭眼，放松，注意力集中于眉间，做佛祖冥思状，保持1分钟以上。

*有预防皮肤衰老之功效，使面部皮肤紧实。

•栗子蜂蜜面膜舒展面部皱纹

栗子、蜂蜜各适量。将栗子的内果皮捣成末，用蜂蜜调匀敷面，15分钟后用清水洗净。

*能使脸面光洁，皱纹舒展。

•按压诸穴清除眼周皱纹

闭目，首先用食指按压双侧睛明穴，每1秒按压1次，共10次。用食指垂直按压承泣穴，用食指按压瞳子穴，方法同上。按压时穴位要准确，切忌斜压，以防压迫眼球。本法最好在起床前和入睡前进行，并要持之以恒。一般每日1次，7次为1疗程，中间休息3天，再持续下一疗程。

*可使眼角皮肤紧致，清除或淡化眼周皱纹。

祛斑 QuBan

再完美的肌肤也难免会有些瑕疵，小雀斑、晒斑、蝴蝶斑等斑点令我们备感苦恼。那么，如何拥有一张无瑕的漂亮脸蛋呢？其实日常生活中一些简单的小偏方，就能让你轻松拥有晶透无瑕的肌肤。

•黄瓜粥

嫩黄瓜300克，大米100克，生姜10克，盐2克。将黄瓜洗净，去皮、心，切成薄片；大米淘洗干净；生姜洗净拍碎。锅里加水600毫升，放入大米和生姜，大火烧沸后，转小火慢慢煮至米烂时下入黄瓜片，再煮至汤浓稠，加盐调味即可。每日2次。

*此方可以润泽皮肤、祛斑。

•醋鸡蛋祛斑

新鲜鸡蛋1个，米醋500毫升。将洗净的鸡蛋泡在米醋里，1个月后，蛋壳就溶化在醋里了，每日取50克醋蛋液加入温沸水中喝下，每日1次，可以淡化面部斑。

*此法能使皮肤光滑细腻，祛斑效果非常显著。

•苦瓜祛斑面膜

苦瓜1/2根，蜂蜜15毫升，鸡蛋1个（取蛋清）。将苦瓜洗净，去子，榨汁，然后与蜂蜜、蛋清混合均匀。再将面膜纸放入混合汁中，待面膜纸充分吸收后，敷在脸上15分钟，最后用清水洗净。

*苦瓜味苦、性平，有排毒养颜的功效。蜂蜜润肠通便，有利于排毒。二者搭配使用，可更好地促进面部细胞的新陈代谢，从而达到祛斑美白的效果。

红糖面膜美白祛斑

红糖100克，矿泉水200毫升。将红糖放在小锅里，加入矿泉水加热，直至煮成黏稠的糖胶状，关火。等糖胶冷却后，均匀地涂在洗净的脸上，敷20分钟左右清洗掉。每周2次。

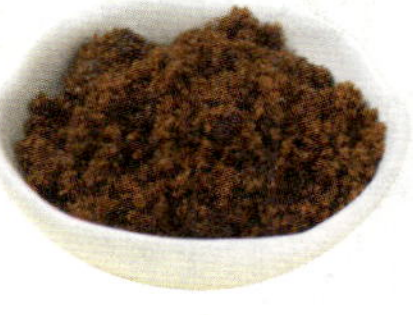

▲红糖

*能够有效地美白、祛斑。

黑木耳红枣驻颜祛斑

黑木耳30克，红枣20颗。将黑木耳洗净，红枣去核，加水适量，煮30分钟左右。每日早晚餐后各喝1次。

*经常服用，可驻颜祛斑、健美丰肌，防止皮肤老化。

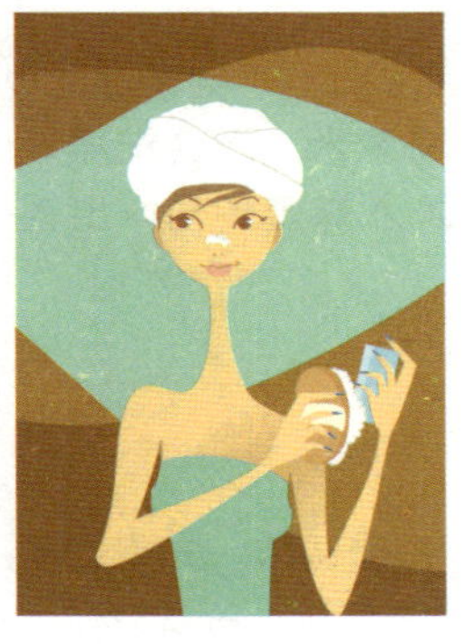

胡萝卜汁防治雀斑

新鲜胡萝卜1根。将胡萝卜研碎挤汁，取10～30毫升，每日早晚洗脸后，以鲜汁拍脸，然后每日喝1杯胡萝卜汁。

*胡萝卜含有丰富的维生素A原，可以在人体内转化成维生素A，维生素A具有滑润、强健皮肤的作用，可以防治皮肤粗糙和雀斑。

冬瓜白醋祛斑法

冬瓜汁、白醋各适量。将冬瓜汁、白醋调匀涂于面部，涂后过10分钟洗去。每日2～3次。连用半月即可除净斑点。

*此方可使皮肤保持弹性、白里透红。另外，还有祛斑之功效。

祛痘 QuDou

每位MM都希望拥有一张精致无瑕的脸蛋，可是恼人的痘痘总是不期而至，而且很难消除。有什么好办法可以迅速剿灭痘痘吗？下面我们就来介绍一些非常简单有效的小偏方，看它们如何将痘痘绝杀于无形吧！

•苦瓜羹清火祛痘

苦瓜1根。将苦瓜洗净，切成小块放入锅中，加入适量清水煮，煮成糊状即可。

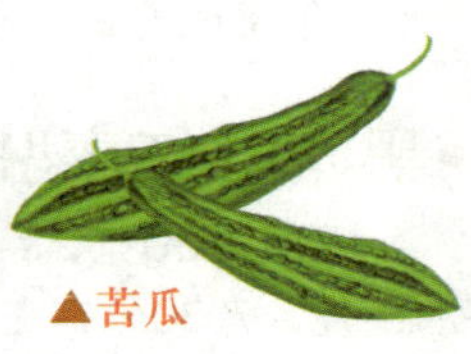
▲苦瓜

*经常饮用此羹能够有效地去火，帮助治疗青春痘等皮肤问题。

•薏米百合润肤祛痘

薏米50克，百合15克，蜂蜜适量。将薏米、百合洗净，放入锅中，加水适量，煮至薏米熟烂，加入蜂蜜调匀，出锅即可食用。

*常吃此粥，有健脾益胃、润肤祛痘之功效。

•黄瓜白醋祛痘法

鲜黄瓜汁、白醋各适量。将黄瓜汁、白醋调匀。先用温水洗脸后再擦在脸上，擦后过10分钟用温水洗去即可。每日3次。

*连用半月痘痘即可痊愈。

•白果祛痘法

找一些银杏树上长的新鲜白果，挤出那乳白色的汁液涂在痘痘上。

*此方可清热排脓，能够很快地消除痘痘。

•薄荷艾叶浴

薄荷、艾叶各50克。将薄荷和艾叶洗净，煎水。再将煎液放入澡盆中即可沐浴。

*此浴可以预防各种皮肤疾病，并能起到嫩白肌肤之功效。

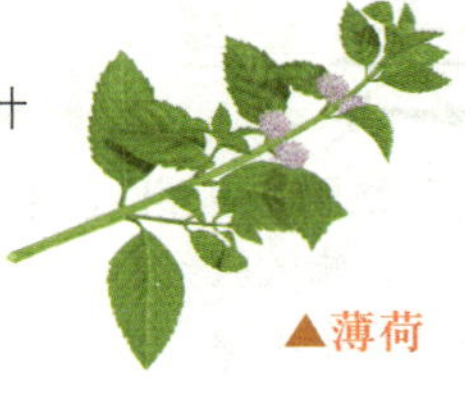

▲薄荷

•白菜面膜祛痘法

大白菜叶3张。把整片新鲜大白菜叶取下来洗净，在干净的菜板上摊平，用擀面杖或啤酒瓶轻轻碾压10分钟左右，直至叶片呈网糊状。剩下叶子筋络，这时将网糊状的菜叶贴在脸上，每10分钟更换1张菜叶，连换3张，每日1次。坚持1～2个月就能看到效果。

*大白菜中富含维生素C等天然营养，叶片筋络能去除油脂，此面膜具有独特的清热解毒作用。

•按揉太冲和行间两穴祛痘法

每日揉太冲和行间两穴约5分钟。

*按摩此两穴可以补足心血，使新鲜血液能上达头面，消除痘痘。

•点按承浆穴祛痘法

经常点按位于嘴唇正下方凹陷处的承浆穴。

*承浆穴连通女人卵巢，能有效调节内分泌，加速荷尔蒙分泌水平。除了减少痘痘外，还可缓解脸部出油的状况。

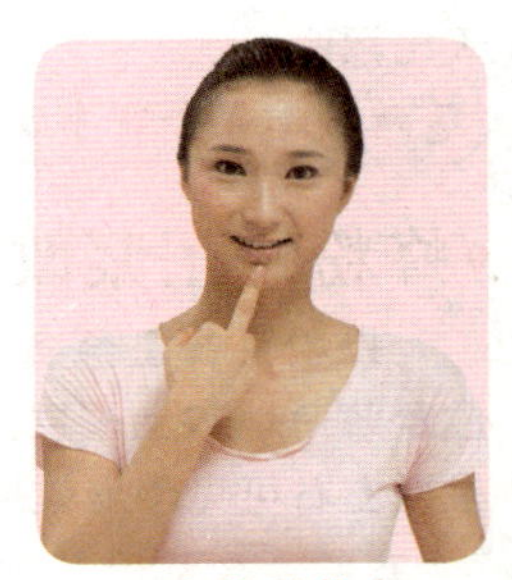

▲点按承浆穴

去黑眼圈 QuHeiYanQuan

忙碌的白领们，经常熬夜加班，可是加班后，就会悲伤地发现自己白嫩的脸蛋上多了两个黑眼圈。试试以下的小偏方吧，只要轻松的几个步骤，就能让你迅速摆脱疲倦，轻松甩掉熊猫眼！

•黑木耳猪肝治疗黑眼圈

黑木耳30克，猪肝60克，生姜1片，红枣2颗，盐少许。黑木耳用清水透发，洗净备用。猪肝切片，生姜刮皮，红枣去核备用。煲内加入适量清水，先用大火煲至水沸，然后放入黑木耳、生姜和红枣，继续用中火煲1小时左右，加入猪肝片，等猪肝片熟透，加盐调味即可饮用。

*经常适当饮用此汤，有补益血气，活血化瘀的作用，可预防和治疗黑眼圈出现。

•荸荠莲藕渣敷眼

荸荠、莲藕各适量。将荸荠和莲藕洗净，去皮，切碎。放入榨汁机，再加500毫升水搅拌。将水隔渣，然后敷眼10分钟，水可以饮用，效果更加。此法可以防止第二天出黑眼圈。

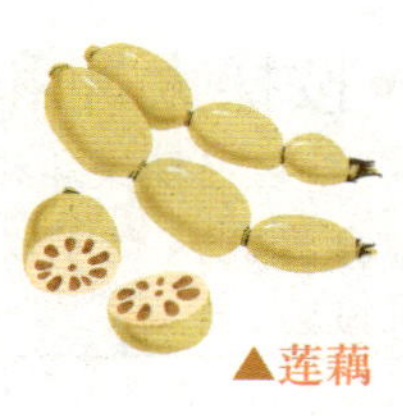

▲莲藕

*莲藕和荸荠含有丰富的铁质及蛋白质，有活血化瘀的作用。

•蜂粉蜂王浆改善黑眼圈

蜂粉、蜂王浆各10克。将蜂粉和蜂王浆混合，在黑眼圈位置薄薄地敷上一层。1小时后用清水洗去。每日敷1次，1个星期左右可见明显效果。

*蜂王浆含氨基酸，对黑眼圈有很好的改善作用。

•红枣水去除黑眼圈

红枣数颗，用热水冲泡。每天至少喝1杯红枣水。

*加速血气运行，减少瘀血积聚，降低黑眼圈出现的概率。

•冷热交替促进眼部血液循环

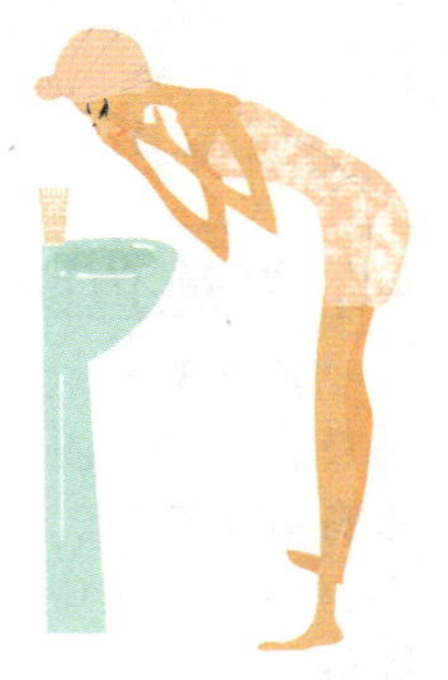

在脸盆内倒入冷水，再加入冰块，再将毛巾浸泡1分钟左右制成冰毛巾，毛巾变冷后拧去水分，但注意不要拧得太干，否则毛巾会无法保持温度。将另一条毛巾完全浸湿后，用保鲜膜包好放进微波炉里加热大约1分钟备用。将冰毛巾折叠敷在眼睛上，5分钟左右再换热毛巾敷眼睛，冷热交替敷5次。

*交替使用冷热毛巾贴敷眼睛可促进血液循环，紧急解决青色黑眼圈问题。注意热敷时，热毛巾的温度不超过38℃，否则会加快肌肤老化。

•按摩诸穴位消除黑眼圈

在眼周皮肤上涂上眼部按摩霜或眼部营养霜。用无名指按压童子髎穴、球后穴、四白穴、睛明穴、鱼腰穴、迎香穴，每个穴位按压3～5秒后放松，连续做10次。用中指和无名指轻轻地由内眦向外眦轻拉按摩，连续10次。用食指、中指、无名指指尖轻弹眼周，3～5圈。

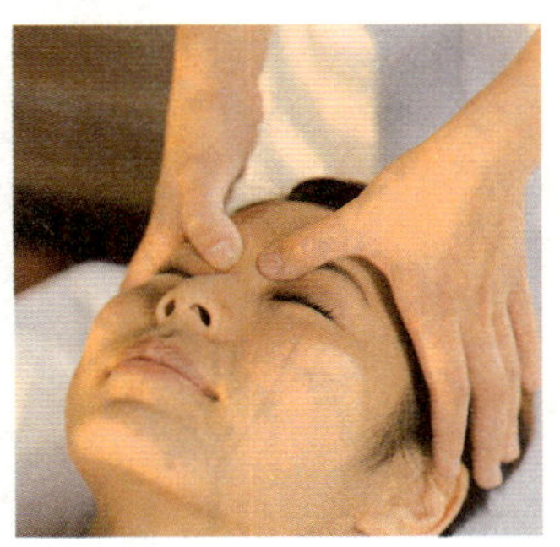

*黑眼圈多是因为血液循环不佳而造成的，穴位按摩有助于打通血脉，改善和消除黑眼圈。

去眼袋 QuYanDai

眼袋被人们称为“美容杀手”，是女人最容易衰老的地方。因此，怎样消除眼袋是许多女性所关注的焦点。现在就来看看我们为你精心准备的“去眼袋”实用小偏方吧，让你轻轻松松消除眼袋，成为电眼美女。

•苹果炖鱼防止眼袋生成

苹果3个，生鱼1条，红枣10颗，生姜2片，盐、味精各适量。苹果去皮、心、蒂，切成块状；红枣去核；生鱼煎至鱼身成微黄色。瓦煲内加入清水，用大火煲滚，然后放入全部材料，改用中火继续煲2小时左右，加盐、味精调味食用即可。

*此汤可治脾虚血气不足，防止眼袋生成。

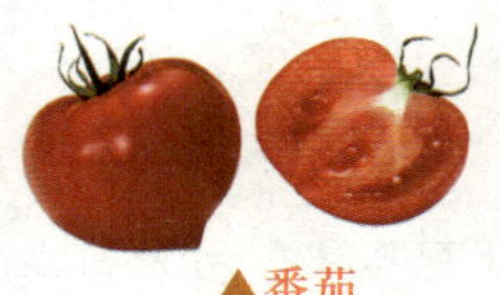
▲番茄

•番茄敷去眼袋

熟透的番茄1个。切开番茄，用匙羹挖出柿肉，捣匀，敷上眼10分钟，用湿毛巾抹掉。最好早晚敷1次。

*番茄含丰富维生素C，能增强皮肤的更新能力，去除眼袋。

•甘菊花明目去眼袋

甘菊花120克，枸杞子90克，肉苁蓉60克，决明子30克。将上述药物研为细末，炼蜜为丸，温沸水送下。每日1次，每次6克。

*此方有养肝明目、延缓眼部皮肤衰老之功效。

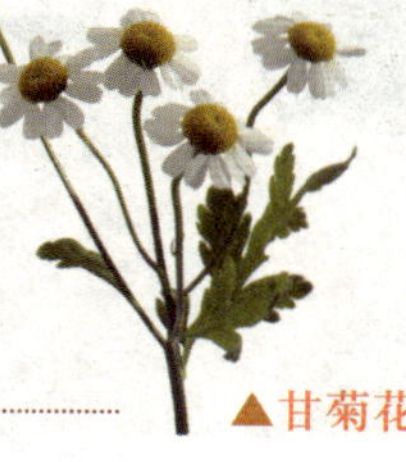
▲甘菊花

•盐水去眼袋

热水220毫升，盐10克，化妆棉数个。让化妆棉充分吸盐水敷于眼袋上，冷则更换，反复做数次后敷上眼霜，数天后眼袋黑眼圈将逐步消失。

*盐水可以让血流顺畅，减少静脉瘀血、组织水肿。

•白醋甘油去眼袋

把白醋和甘油用1：5配好，用化妆棉蘸取涂抹，一天2次，3天左右就可以看到效果。

*此方可有效去除眼袋。

•冷敷消除肿眼泡

如果因为睡眠不足而引起了眼袋，可以通过冷敷的方法加以缓解。用保鲜纸包好2～3块冰粒，把毛巾对折盖在眼皮上，然后把冰块放在上面。

*冰块有消肿镇静作用，可以迅速缓解眼袋。

•按压诸穴去眼袋

用双手中指按压攒竹穴，快速强压5～10秒；用双手中指按压鱼腰穴，快速强压5～10秒；用双手中指按压丝竹空穴，快速强压5～10秒；用双手中指按压睛明穴，快速强压5～10秒；用双手中指按压四白穴，快速强压5～10秒。

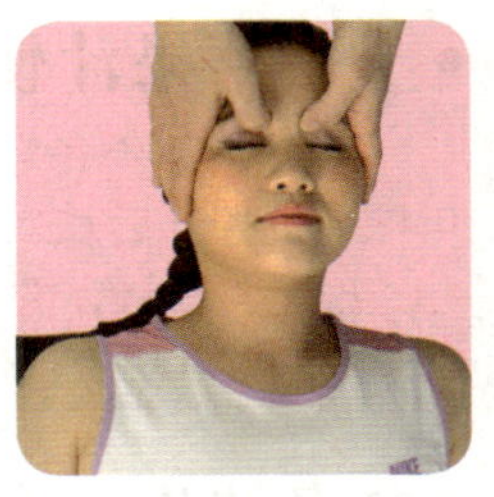

▲按揉睛明穴

*有助于缓解眼部疲劳，促进血液循环，消除下眼袋，同时对消除眼角纹和黑眼圈等都有良好的辅助作用。

护肤 HuFu

每一位女性都希望自己能够拥有光滑细致、紧致红润的肌肤，但是又觉得护肤麻烦，瓶瓶罐罐涂抹个没完没了。下面我们推荐几款简单、实用的小偏方，让你轻松拥有水润净白的好皮肤，一起来试试吧！

•山药鸡肝改善皮肤色泽

山药、青笋、鸡肝、盐、味精、高汤、淀粉各适量。首先将山药、青笋去皮，洗净，切成条；然后将鸡肝用清水洗净，切成片，再将山药条、青笋条、鸡肝片分别用沸水焯一下；最后在锅内放入适量植物油，加适量高汤，调味后下入全部材料，翻炒数下，勾芡后即可食用。

*本品具有调养气血、改善皮肤的滋润感和色泽的作用。注意在食用这道菜时，一定不要在餐前和餐后喝咖啡或浓茶等饮品，以免影响食物中营养物质的吸收。

•土豆苹果汁使皮肤润泽光滑

土豆、苹果各1个，蜂蜜适量。将土豆及苹果洗净切块，用榨汁机榨汁后加入蜂蜜搅拌均匀饮用即可。

*土豆和苹果都含有丰富的膳食纤维，能促进肠胃蠕动，排出身体内的毒素，使皮肤润泽光滑。

•参麦炖牛奶令皮肤光滑细嫩

人参（西洋参）6克，麦冬10克，鲜牛奶200毫升。将人参、麦冬切片，加清水500毫升炖1小时，然后将牛奶煮沸，再调入人参麦冬汁中，温服即可。

*此方可改善皮肤粗糙，使肤色细嫩、红润。

番茄蜂蜜美白

番茄1/2个，蜂蜜适量。可将番茄搅拌成番茄汁后加入适量蜂蜜搅至糊状。均匀涂于脸或手部，15分钟后洗去。建议每星期做1～2次。

*有效去除油腻，防止暗疮生长，使皮肤光滑细腻。

木瓜红枣莲子蜜滋润皮肤

木瓜1个，红枣、莲子、蜂蜜、冰糖各适量。先将红枣、莲子加冰糖煮熟备用。然后将木瓜剖开去子，把煮好的红枣、莲子、蜂蜜汁放到木瓜里面，上笼蒸透后即可食用。

*暖身暖心，滋润皮肤，调经益气，补血养颜，对消化不良或便秘的人也具有很好的食疗作用。

芦荟保湿嫩白

芦荟叶1/3片，黄瓜1/3根，蛋清1/4个，珍珠粉3克，面粉适量。将芦荟去刺洗净，然后与黄瓜一起放入榨汁机榨汁后倒入碗里，依次放入蛋清、珍珠粉和适量面粉，调成糊状。将脸洗净后，抹上调好的糊，大约15分钟后洗掉。每周1～2次即可。

*芦荟有收敛皮肤、保湿、消炎的功效，与珍珠粉和蛋清一起使用，能保持皮肤湿润、娇嫩、白净。

香蕉面膜使皮肤润泽

香蕉1根，橄榄油5毫升。香蕉去皮捣烂后，加橄榄油，搅拌调匀，涂于脸上，15分钟后用清水洗净即可。

*使皮肤润泽，富有弹性，淡化皱纹。

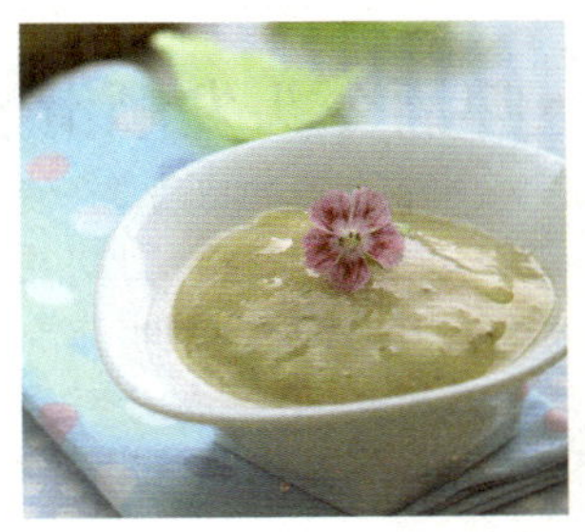

美发 MeiFa

亮泽柔顺的秀发是健康的象征，也是美丽的点缀。要想拥有健康的头发，仅仅靠选择好的洗发水、护发素是远远不够的，头发同样需要各种营养。下面介绍的一些小偏方，可以让你的秀发更加顺滑光亮。

•桑葚蜂蜜令头发乌黑亮丽

新鲜熟透的桑葚、蜂蜜各适量。将桑葚捣烂后用纱布滤取汁液，放入瓦罐里煮，待稍浓时加入适量蜂蜜，直至煮成膏状，冷却后装瓶备用。每日早晚各服50克，温沸水送服。

*本方益气养血补虚，并有乌发美发的作用。

•首乌芝麻糊美发法

何首乌100克，黑芝麻50克，蜂蜜50毫升。将何首乌洗净，放于锅内蒸30分钟，何首乌变软；将蒸软的何首乌取出，再放入锅内煎1小时，何首乌的汁溶于水中；将芝麻炒熟，放于盛有何首乌片的锅内煮10分钟；放凉后加入蜂蜜，将所有材料搅匀即可。每日早晚各吃50克首乌芝麻糊，坚持2个月可见明显效果。

*首乌有养血益肝、固精益肾、乌须发的作用；黑芝麻含有大量的脂肪和蛋白质，常食可令头发变得乌黑光亮。

•啤酒令头发顺滑光亮

准备适量的啤酒，在使用时，先将头发洗净、擦干，然后将啤酒均匀地涂抹在头发上，再做一些手部按摩，使啤酒渗透至头发根部。15分钟后用清水洗净头发，再用木梳或牛角梳梳顺头发。

*啤酒中的营养成分对防止头发干枯脱落有很好的治疗效果，还可以使头发顺滑光亮，促进头发的生长。

•何首乌酒乌发

何首乌、白何首乌、赤茯苓、白茯苓各10克左右，5000毫升老酒。将上述药物捣碎，以绢袋盛之，浸于老酒内。封好后，蒸15分钟。放阴凉处静置3个月后饮用。每日适量。

*此方可乌发，长精神，益气血。

•何首乌茶预防白发

何首乌6克，茶适量。将何首乌洗净，切薄片，与茶一同放入杯中，再用沸水冲泡15分钟左右即可。

*适用于阴虚血枯、筋骨不健以及须发早白、失眠等症。

▲何首乌

•按摩诸穴给头发充足营养

将双手拇指指腹轻轻按在两侧太阳穴上，从顺时针方向画圈按揉6次，再从逆时针方向画圈按揉6次；将双手除拇指外的四指并拢，并排放在额头上，用指腹施力从眉心中线开始按压，依次经过额头中线和头顶中线，然后揉头顶中央的百会穴10下，最后揉位于枕后发际凹陷处的风池穴10下；双手除拇指外的四指并拢，并排放在额头上，用指腹施力从眉心中线开始，轻轻地向额头两侧按压，一直按到太阳穴为止；重复这个动作6次；以双手四指指腹从后脑的枕骨开始，以螺旋动作逐渐往上按摩头皮，直至整个头皮都按摩完为止。

*此按摩法能帮助活血通络，使毛发根部得到营养；各穴配合在一起按摩能达到固发乌发的功效。

丰胸 FengXiong

拥有坚挺、丰满的乳房，是每一个女性的梦想。在日常生活中，其实有很多非常有效的丰胸方法，而且简单易学。我们一起来学习一下吧！

•芝麻圆白菜丰胸方

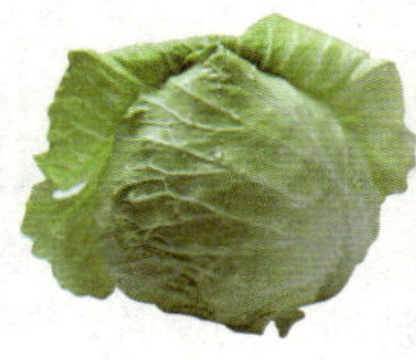
▲圆白菜

芝麻100克，圆白菜、植物油、盐各适量。将芝麻用小火炒，炒到芝麻香时出锅，等凉后压碎。圆白菜切段，锅中放入适量植物油烧热，放入圆白菜翻炒片刻，熟时加盐，撒上芝麻屑拌匀即可。

*圆白菜含有丰富的维生素E，能够促进卵巢的发育，增加雌激素的分泌，从而刺激乳房的发育；芝麻含有丰富的蛋白质、脂肪、糖类等，是上好的丰胸食品。

•核桃松仁粟米丰胸方

核桃仁、松仁、粟米、冰糖、高汤各适量。核桃仁、松仁炒熟。将冰糖、粟米加入高汤中，小火炖熟，撒上炒好的核桃仁和松仁即可食用。最好买生的核桃仁和松仁，自己炒制加工。每日喝1小碗即可。

*核桃仁和松仁是女性经典的滋补食品，有利于滋润皮肤、延缓皮肤衰老。此外，还有很好的丰胸作用。

•花生红枣黄芪粥丰胸方

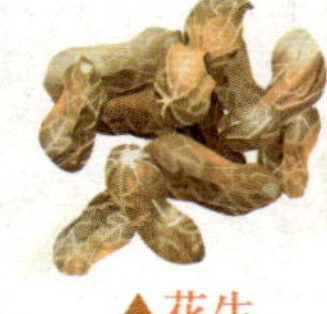
▲花生

黄芪20克，花生、去核红枣各100克。将三种食材洗净后放入锅中熬煮成粥，经期后连食7天。

*花生含有丰富的维生素E、蛋白质及油脂，能促使卵巢发育和完善；红枣是调节内分泌、补血养颜的传统食品；黄芪行气活血，三者搭配有很好的丰胸效果。

•扩胸运动令胸部丰满挺实

双脚打开与肩同宽，双手在身前紧握哑铃，眼睛直视前方，保持背部挺直；把哑铃上下抬举至胸前，并配合呼吸，即抬起时吸气、下放时呼气。这个简单的扩胸运动是被公认的最有效的丰胸运动。

*此法坚持一段时间，可以让胸部变得更丰满挺实。

•冲水法增强乳房的柔韧性

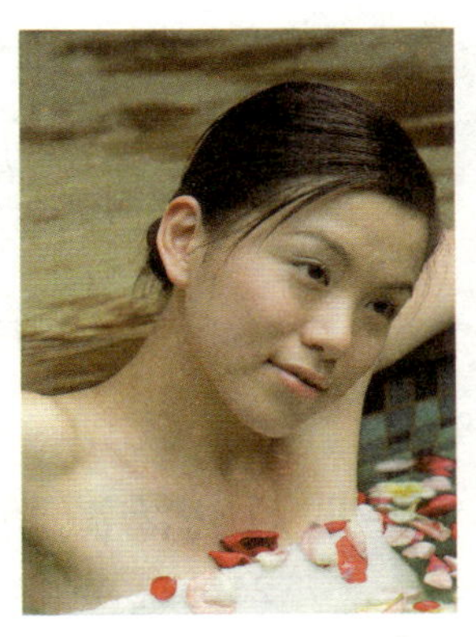

用莲蓬头从胸部下面往上冲水，感觉水经过乳晕到达胸部上面，这样坚持3分钟；然后顺时针从外往内转冲20次，再逆时针转冲20次。水温控制在微微过热的温度最好。

*这个方法迅速促进胸腺释放，刺激血液循环，能增强乳房的柔韧性，防止下垂。坚持1个月，丰胸效果明显。

•按摩法令乳房丰满圆润

一只手放在乳房的下侧，从胸骨往腋下按摩；另一只手放在乳房上侧，从腋下往胸骨按摩；两只手同时进行，共按摩20次。

*按摩乳房不仅可以促进雌激素的分泌，促进乳房的发育。同时还可以活血理气，加强乳房部位的血液循环，使乳房获得更多的营养，乳房会变得丰满圆润。

瘦腰 ShouYao

随着年龄的增长，你是否发现体重在不断地增长，而且肉肉总是喜欢集中在腹部。腰上的赘肉就像一个难看的游泳圈，让人愁眉莫展。以下几个瘦腰的小偏方，能够让你轻松甩掉水桶腰，快来试试吧！

•什锦蔬菜瘦腰方

芹菜100克，青葱2根，鸡胸骨、大白菜各200克，洋葱、青椒、番茄各1个，盐、鸡精各适量。将鸡胸骨放入沸水中焯烫去血水后，捞起用凉水洗净备用。青葱、芹菜切小段，洋葱、青椒、番茄、大白菜切小块。在锅中放入鸡胸骨与适量水，以大火煮沸后，转小火煮约30分钟。将其余食材放入锅中，以小火再煮约1小时，起锅前加入盐、鸡精拌匀食用即可。

*鸡肉富含蛋白质，而蔬菜富含各种维生素和膳食纤维，能够减弱脂肪在体内的聚集，有减肥瘦腰的功效。

•冬瓜芦荟汤减脂瘦腰

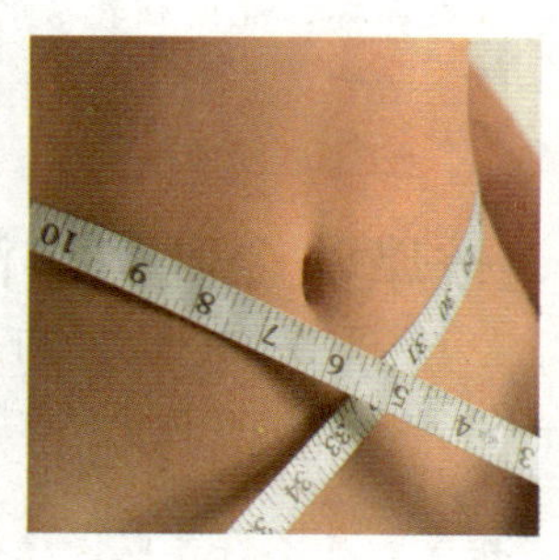

冬瓜250克，芦荟3片，雪梨1个，红枣4颗，盐适量。芦荟冬瓜洗净切段，红枣雪梨洗净切块。将冬瓜放入锅中，加入适量水煮沸，转小火煮至熟，再加入红枣、雪梨、芦荟及盐略煮即可饮用。

*冬瓜不含脂肪，并且含钠量极低，有利尿排湿的功效，常吃冬瓜可以避免脂肪在腰部囤积，使人快速瘦下来。

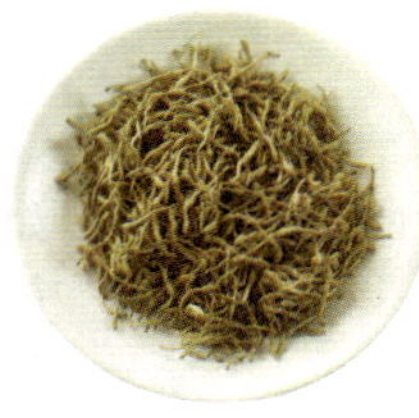
▲金银花

•荷叶饮瘦身塑形

荷叶15克，金银花10克，竹叶心6克。将上述食材一起用沸水浸泡，代茶饮用即可。

*此饮品有清热消暑的功效，常饮能消除体内多余脂肪，起到瘦身塑形的作用，而且还能清热除燥。

•山楂丸开胃

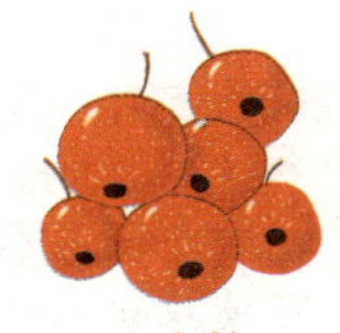
▲山楂

山楂、六曲、槟榔、山药、白扁豆、鸡内金、沙棘、麦芽、砂仁各50克。将上述材料炼蜜为丸，每颗以重9克为宜。温水送服，每次1丸，每日1～2次。

*此方具有健脾胃，助消化，治疗便泻、肥胖之功效，主治因饮食积滞引起的脘腹胀满、疼痛、消化不良。

•纤腰运动法

俯躺，双手曲臂，手背触及额头，控制身体的核心力量，让上半身和下肢同时离开地面，控制2～3秒然后放松。也可以把手臂向前伸展打开或者在身体后侧相握，能明显感到腹部肌肉的拉伸和腰背肌的紧张感。

*这个动作对竖脊肌的刺激很有效，可以使腰部变得纤细。

•拍打瘦腰法

手指自然放松张开，轻轻拍打自己小腹最肥胖的地方。然后大拇指先往手心内收，其余四指握拳，称为空拳，用空拳轻轻拍打小腹最肥胖的地方。每日2次，每次36下。

*有活化身体、消除腰部脂肪的功效。

美腿 MeiTui

一双纤细修长的美腿，能够散发出女性的优雅与性感之美。如何才能令腿部显得更修长，尽显女性的魅力呢？以下的小偏方能帮助你打造腿部均匀的曲线，是美腿的法宝。

•香椿鸡蛋消除腿部脂肪

香椿叶芽儿、鸡蛋、盐各适量。香椿叶芽儿切碎，加盐腌渍一下，和鸡蛋一起翻炒即可食用。

*鸡蛋含丰富维生素A和B族维生素；香椿富含丰富的维生素C、胡萝卜素等物质。经常食用，有助于增强机体免疫功能，可使双腿肌肤滑嫩，消除腿部脂肪。

•红豆冬瓜治疗腿部浮肿

红豆、冬瓜各适量。将冬瓜洗净去皮切块，红豆洗净，浸泡6小时备用。再于锅中放适量水烧沸，倒入红豆煮熟。最后将冬瓜块放入锅中，开盖中火煮至冬瓜变透明，加盐调味即可。晚餐时食用，配合清淡饮食。

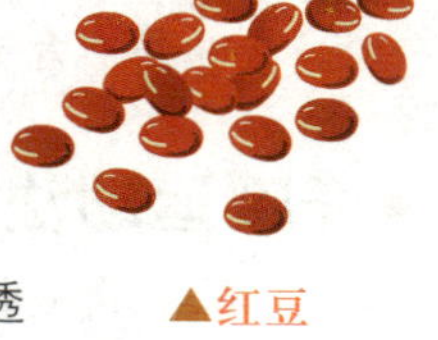

▲红豆

*红豆富含维生素B_1、维生素B_2、蛋白质及多种矿物质，可预防及治疗腿部浮肿，有减肥瘦身之效。

•生姜泡澡法

用刀背把姜敲碎，加入泡澡的热水中，如果想让生姜里的汁液全都发挥出来，可以将敲碎的姜末先放入茶壶里用小火煮沸，再倒入澡盆中。注意生姜泡澡水位不可以超过胸部。

*生姜能使血管扩张，血液循环加快，促使身上的毛孔张开，能消除身体里多余的热量。

•刮痧美腿法

腿上抹好乳液，用牛角刮痧板从上向下刮20下。要快速、用力，直到刮出红道道，左腿完了换右腿。最好是每日晚上睡觉之前刮1次，刮完后不要接触冷水。

*此法可使经络通畅，气血通达，消除脂肪。

•揉搓瘦腿法

洗澡的时候，给腿上涂满沐浴露，双手开搓，稍微用点力，按照从大腿根到脚踝的方向搓，再反向搓，每只腿搓100下。

*此法可使经络通畅，气血通达，消除腿部脂肪。

•双脚击掌减掉大腿内侧赘肉

俯卧，腹部垫上软垫，两手支撑下颌部位，屈膝，双脚击掌。

*此方法不仅有趣，还能减掉大腿内侧赘肉。

•瘦腿操减掉多余赘肉

水平躺在床上，双手放在身体两侧，双脚绷脚面，用力伸开腿部；保持这个姿势，将腿弯曲，两脚放在地面上，不要直接将腿抬高举上去，因为那样身体会不平衡；顺着刚才弯曲的角度将小腿抬高，水平伸直，臀部不要抬起来，与地面保持45度，注意要始终保持腹部肌肉紧张的状态，这样即便腿抬高了也能保持平衡，腿高抬时屁股也不要抬起来，这样才能拉伸到腿部的肌肉。每日做20分钟，应坚持1个月。

*此法可明显消除腿部赘肉。

排毒清体老偏方，清清爽爽做女人

皮肤排毒 PiFuPaiDu

人体本身具有一定的清除自身毒素的能力，但是当体内废物积蓄过多或机体解毒排污功能减弱时，毒素不能有效排出。毒素表现在皮肤上，就会使毛孔粗大，皮肤粗糙暗沉。因此，排出瘀积在皮肤中的毒素，是拥有光泽莹润肌肤的保证。

•蜂蜜盐排毒

盐、蜂蜜各适量。将二者调匀后，涂在脸上并轻轻按摩5分钟，用清水洗去即可。

*盐有深层清洁皮肤毛孔的作用，而蜂蜜水则能及时补充肌肤营养，此方可帮助清除皮肤毒素。

•荔枝加速毒素排除

橙子1个，荔枝数个，虾仁、白酒、盐、淀粉、蒜粉、植物油各适量。将荔枝连皮一起浸入淡盐水中浸泡；虾仁去头、沙线，加入少许白酒腌渍；将荔枝去皮、核，把虾仁塞入，放在容器中，上沸水大火蒸3～4分钟至熟；将芡粉用凉水调匀，加热后挤入橙汁，拌匀成薄芡；过筛后淋在蒸熟的荔枝虾仁上，撒入少许蒜粉，最后再淋上少许热油即可。

*荔枝有补肾，改善肝功能，加速毒素排除，促进细胞生成，使皮肤细嫩等作用，是排毒养颜的理想佳品。

燕麦苹果排毒

苹果1个、燕麦适量。将燕麦蒸熟，然后放入榨汁机里，将苹果去核、子，切丁，也放进榨汁机里；将它们搅打成糊状即可食用。也可加入其他食材，如葡萄干等。

*燕麦能滑肠通便，可促使粪便体积变大、水分增加，配合纤维促进肠胃蠕动，有很好的通便排毒作用。

紫菜豆腐排出皮肤毒素

豆腐250克，猪瘦肉100克，紫菜15克。豆腐切小块；猪瘦肉切成肉丝；将豆腐块、肉丝加水煮熟约30分钟，再加入紫菜煮10分钟左右，加盐调味即可饮用。

*紫菜含丰富的蛋白质、碳水化合物以及多种维生素、碘和其他微量元素；豆腐则有清热解毒的功效。多喝此汤可以润体解热，排出皮肤内的毒素。

穴位按出好气色

按摩百会穴和三阴交穴。在头顶正中央的百会穴，是各种经脉汇集的地方，它可以促进头部、脸部的血液循环，对于头痛、头昏脑涨和压力有缓解的作用。三阴交穴位于小腿内侧，以足踝骨凸处向上四个手指的宽度处，又称为妇科穴，与血液循环、荷尔蒙的调节有密切的关系，所以可以使皮肤滑嫩细致。按摩时注意力度不要过大，每日按揉5分钟即可。

*按摩百会穴和三阴交穴有助于调节身体的血液循环，疏通身体经络，可以使脸色红润，皮肤细致。

睡前按摩排毒法

临睡前，用食指按揉刺激天枢穴3分钟，就可以刺激胃经，促进胃肠道功能，增加肠蠕动，排除多余的垃圾。

*此法可疏通身体经络，有排毒养颜、强身健体的功效。

内脏排毒 NeiZangPaiDu

人吃五谷杂粮，体内会不时地积累很多毒素。这些毒素如果不能及时排出体外，堆积在五脏之内，就会加速五脏的衰老，而由五脏供养的皮肤、筋骨、肌肉、神经也就跟着一起衰老了。因此内脏排毒刻不容缓。

•蒜味鸡汤

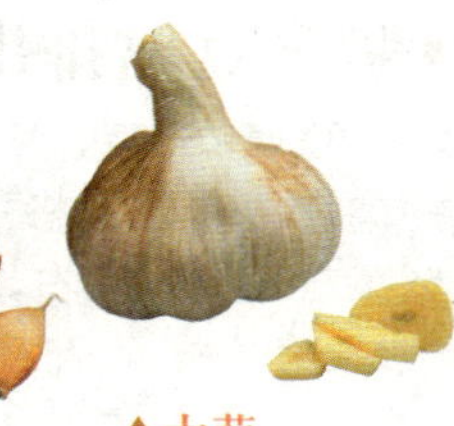
▲大蒜

大蒜3头，番茄、鸡蛋各1个，植物油、盐、胡椒粉、鸡汤各适量。将番茄洗净切块，大蒜切碎；将锅烧热下油，放入番茄块、大蒜末煸烧几下，加鸡汤、盐和胡椒粉，用小火炖4～5分钟，将鸡蛋打入汤内，3～5分钟后即可食用。

*大蒜中含有的辣素杀菌能力非常强，还能提高肝脏的解毒功能。

•白菜汤

▲白菜

白菜叶150克，猪排骨100克，味精、盐、葱、姜、醋、料酒各适量。排骨洗净，斩成段，在水中浸2～3个小时，去血水；白菜叶洗净，切成片；炒锅置火上，放入排骨段，倒入酒、清水、醋、姜、葱后，大火煮沸后改小火，炖熟，加入白菜片、盐、味精，煮沸即可饮用。

*肝脏是身体排毒的重要器官，白菜所含的纤维能起到润肠排毒的作用，有助于肝脏更好地发挥排毒功能。

•绿豆汤利尿排毒

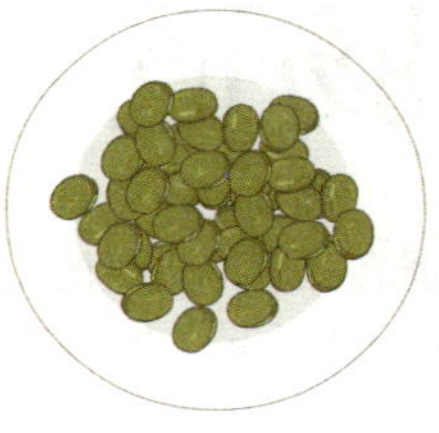
▲绿豆

绿豆适量。把绿豆淘洗干净，沥干水分。取一只不锈钢锅，加水。煮沸后放入绿豆，盖上锅盖。3分钟后，用汤勺舀出里面的汤，放在白色的大碗里面，汤色黄绿，澄清透明。

*绿豆有很好的清热解毒功效。常饮用绿豆汤有抗过敏、解毒、保护肝脏的作用。

•腹式呼吸

取仰卧或坐姿，放松全身，保持自然呼吸；右手放在腹部肚脐，左手放在胸部；吸气时，最大限度地向外扩张腹部，胸部保持不动；呼气时，最大限度地向内收缩腹部，胸部保持不动；循环往复，保持每次呼吸的节奏一致，细心体会腹部的一起一落；经过一段时间的练习之后，就可以将手拿开，只是用意识关注呼吸过程即可。

*此法可让更多的氧气进入肺部，充分发挥心、肺细胞的功能，增大肺活量，加强心脏功能，加大消化系统的动力，利于排除内脏的毒素，使血液得到净化。

•按压商丘穴排毒法

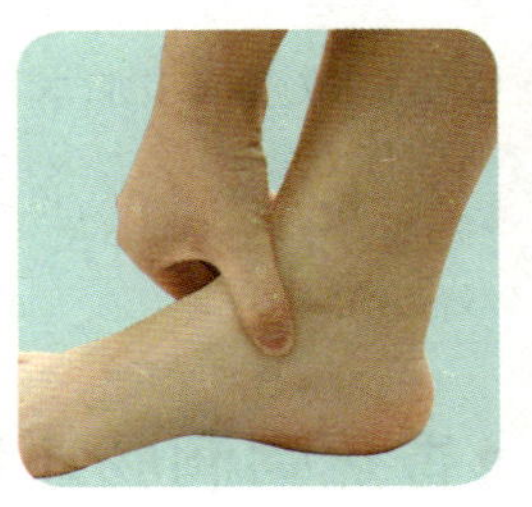
▲按压商丘穴

按压商丘穴，位置在内踝前下方的凹陷中，用手指按揉该穴位，保持酸麻涨痛感即可，每次3分钟左右，两脚交替做。

*按压商丘可以促使聚积在脏腑内的毒素得以加快代谢排出体外。

肠道排毒 ChangDaoPaiDu

当今，快节奏的生活，无规律的饮食以及一些不良的生活习惯，都会使大量的毒素堆积在肠道中。这些毒素如果不能及时排出，就会被人体重新吸收，从而给健康造成巨大危害。

•菠菜清洁肠道

菠菜、豆干、植物油、酱油各适量。菠菜洗净，用沸水焯烫，捞出过凉后，沥干水分，切碎；豆干切碎，用油炒香，加入适量酱油，调味后盛出；将菠菜和豆干混合，加入调味料拌匀即可饮用。

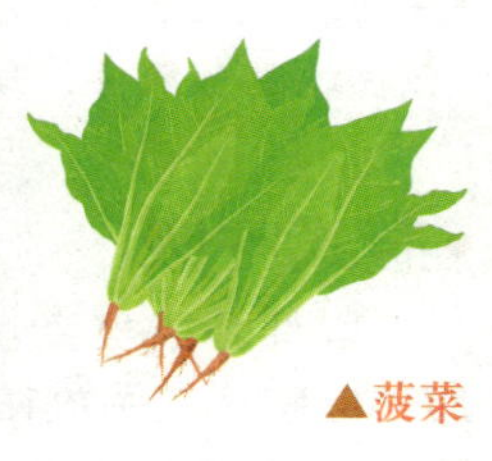
▲菠菜

*菠菜含有丰富的维生素和大量的抗氧化剂，具有抗衰老、促进细胞繁殖作用，同时还能够清理人体肠胃里的热毒，防治便秘，使人容光焕发。

•红豆通肠利便

糙米150克，红豆60克，小米50克，红枣8颗，枸杞子10克。红豆、糙米洗净，红豆浸泡4小时，糙米浸泡2小时；将红豆先放入锅中加水1000毫升以中小火煮30分钟，再将所有材料放入锅中以大火烧沸后转中小火煮30分钟即可饮用。

*能通小肠、利小便、去肿胀，对宿食停积、消化不良有很好的治疗效果。

•香蕉粥润肠通便

香蕉250克，冰糖、粳米各100克。将香蕉去皮切成丁状；粳米淘洗干净以清水浸泡2个小时后捞出沥干，将锅放火上，倒入1000毫升清水，加入粳米，用大火煮沸，再加入香蕉丁、冰糖，改用小火熬30分钟即可。

*具有养胃止渴，滑肠通便的作用。适宜于津伤烦渴，肠燥便秘，痔疮出血，咳嗽日久及习惯性便秘等症。

•南瓜粥排毒养颜

南瓜200克，糯米粉100克，糖适量。将南瓜去皮、瓤，切大片放入微波炉中高火加热10～12分钟，或者用蒸锅蒸也可以；将蒸好的南瓜用勺子压成泥，放入砂锅中用水煮沸；把糯米粉用水调成糊后，慢慢倒入南瓜中，搅拌，煮熟，加糖调味即可食用。

*此粥有排毒养颜之功效。

•木耳红枣调理肠胃

黑木耳30克，红枣20颗。将黑木耳洗净，红枣去核，加水适量，煮30分钟左右。每日早、晚餐后各1次，可经常服食。

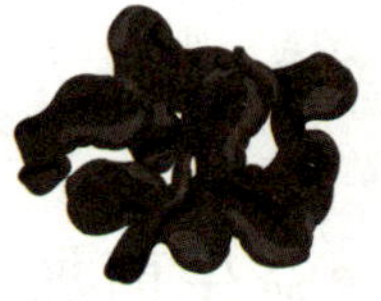
▲黑木耳

*此汤常食可驻颜去斑，健脾润肤，调理肠胃。

•猪血汤排除肠内瘀毒

猪血1块，酸菜心2片，韭菜3根，高汤3碗，盐5克，沙茶酱10克。猪血切片，先用沸水焯烫过，捞出；锅内放入高汤，加入洗净切好的酸菜丝，先煮5分钟再放入猪血煮5分钟，加盐调味；韭菜洗净切小段，和沙茶酱一起放在汤碗中，再盛入猪血汤，拌匀即可饮用。

*猪血中的血浆蛋白，经过人体胃酸和消化液中的酶分解后，会产生一种解毒和滑肠作用的物质，与侵入胃肠的粉尘、有害金属微粒发生化学反应，变为不易被人体吸收的废物，排出体外。

•柿饼鸡汤助肠道排毒

柿饼2个，鸡腿1只，黄芪5克，枸杞子10克。先将鸡腿切块焯烫；柿饼切小块，再将所有材料放进锅中，加水淹过材料，用大火煮沸后，转小火熬20～30分钟后即可饮用。

*具有润肺、调和肠胃等功效。

•苹果煲鱼汤调理肠道

生鱼（黑鱼）1条，青苹果2个，猪大骨50克，老姜、盐、味精各适量。把猪大骨用沸水焯烫，洗净后加入清水、老姜，大火煮沸转小火熬2小时后，捞出骨头，留汤备用；将鱼处理干净，把油锅烧热，放入鱼炸熟取出，苹果去皮、子，分切8块；将鱼和苹果一同放入猪大骨汤中再煲30分钟，放盐、味精调好味食鱼喝汤即可。

*此汤有利于身体调养，帮助肠道排毒，纤体瘦身。

•益生菌加速胃肠蠕动

每日喝250毫升左右富含益生菌的酸奶。

*益生菌酸奶具有调节肠道菌群、加速胃肠蠕动、清除肠道毒素、激活肠道等功能。同时还可抑制肠道对肉类脂肪的吸收，阻止脂肪组织构建，防止脂肪堆积。

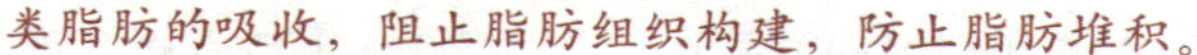

•稀释醋维持生态菌群平衡

在200毫升的水里加入10毫升醋，每日适量饮用即可。

*醋中含有丰富的氨基酸和某些酵解酶类，以及各种不饱和脂肪酸。常喝稀释醋能促进肠道蠕动、降低血脂、中和毒素，维持肠道内环境的生态菌群平衡。

●柠檬水排除体内有害物质

柠檬1/2个，凉沸水1500毫升，蜂蜜50毫升，冰糖25克。柠檬洗净切片；将冰糖放入水中煮沸，倒入容器中放凉；当水的温度低于60°C时，将切成薄片的柠檬放入（温度太高会破坏柠檬中的维生素）；温度低于40°C时调入蜂蜜搅匀即可饮用。放入冰箱3～4个小时饮用最佳。最好每日饮用200毫升即可。如搭配15分钟运动，更有助于体内有害物质的排出。

*柠檬中富含维生素C和各种酸性物质，可催促排便，是很好的清肠排毒佳品。

●逆腹式呼吸法促进排便

清晨睡醒时别急着起床，自然落座在床上。全身放松，收腹时深吸气，然后稍定息，扩张腹部呼气，然后再收腹深吸气；一吸一呼为1次，反复进行30次左右；双手空拳，轻轻拍打肚脐周围，30次即可。

*此法可让身体内的气血畅通，并促进排便通畅，排空毒素。

●揉搓腹部促进肠道蠕动

每日清晨起床之前，平卧在床上揉搓腹部，以肚脐为中心，在肚脐及其左、右、上、下各个部位，依次进行揉搓。先向左揉搓4次，立即转向右揉搓4次，如此不断地循环揉搓，时间不得少于30分钟。

*此法可促进肠道蠕动，加速宿便排出。

血液排毒 XueYePaiDu

积存在体内的毒素如存留在血液中，就会堵塞毛细血管和淋巴管，使毛细血管和淋巴管中代谢产生的废弃体液无法顺畅排出，从而导致各种疾病，威胁健康。下面的小偏方将教你怎样给血液净化排毒，让你远离疾病！

•水果排毒

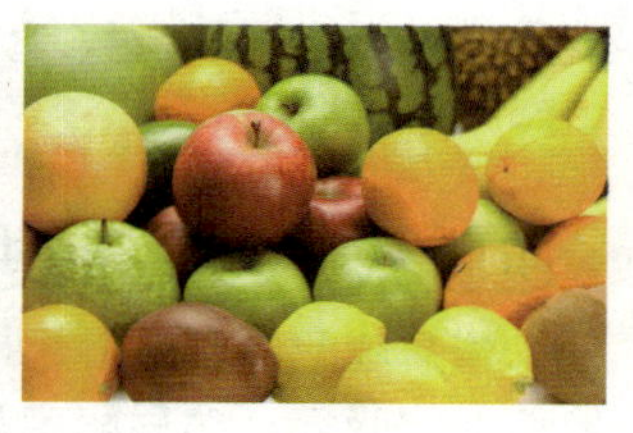

平时可经常食用柠檬、橘子、柚子、葡萄、甘蔗汁、青梅、苹果、番茄等水果。这些水果的味道虽多呈酸味，但它们在体内代谢过程中会变成碱性，并能使血液保持碱性。

*这些水果能将积累在细胞中的毒素“溶解”掉，最终经排泄系统排出体外。

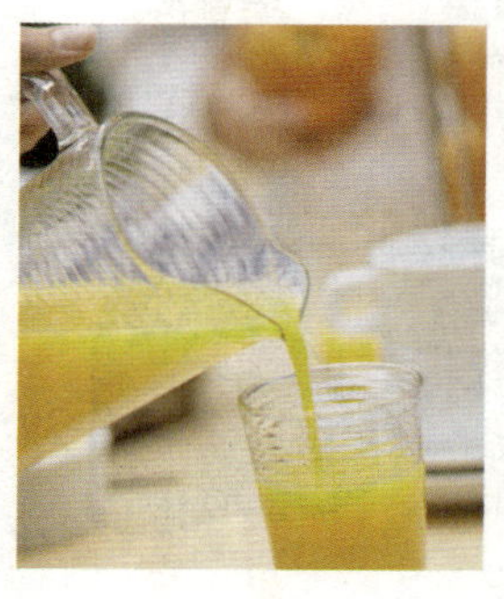

•果汁促进新陈代谢

每日可以喝点苹果汁、胡萝卜汁、番茄汁、柳橙汁，促进体内新陈代谢。如在30分钟后再配合适量的运动，可加速血液中的代谢毒素排出。

*果蔬汁中含有丰富的纤维，能够促进血液中的代谢毒素排出。

•黑木耳豆腐排毒

豆腐100克，黑木耳25克，鸡汤1碗，盐适量。将黑木耳

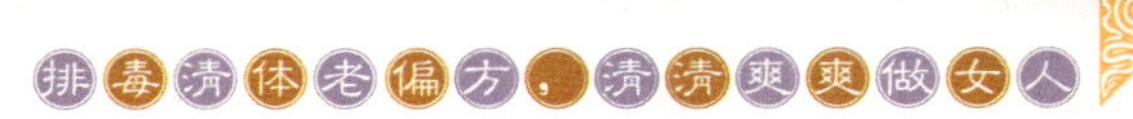

泡发后洗净，豆腐切成片，将二者一起加入鸡汤及盐同炖，10分钟后即可食用。

*黑木耳能抑制血小板凝聚，降低胆固醇，对辅助治疗心脑血管疾病也有作用，同时也有助于将残留在人体内的灰尘杂质吸附和聚集，并排出体外。

●绿豆芽助体内毒物排泄

绿豆芽、盐、糖、醋、味精、淀粉各适量。将绿豆芽洗净，用沸水快速焯一下，在凉水中浸泡后捞起、沥干；将花椒在油锅内炸焦，去掉花椒，放葱炝锅，投入绿豆芽，加盐、糖、醋、味精翻炒几下，用水淀粉勾芡即可。

*能帮助体内毒物的排泄，促进机体的正常代谢。

●清血排毒精力汤

苹果、猕猴桃各1个，甘蓝、苜蓿芽各100克，水500毫升，啤酒酵母、小麦胚芽、卵磷脂各5克。将苹果、奇异果洗净削去皮，切块备用；甘蓝、苜蓿芽洗净剥块状备用；将所有材料放入榨汁机中榨汁饮用即可。

*此方可清血排毒、健胃整肠、养颜美容。

●薏米利尿排毒

薏米、冰糖各适量。薏米要先洗净然后放入清水中浸泡3～4小时，然后放入电锅中熬煮。煮好之后加入少许糖，依个人的口味增减。

▲薏米

*薏米可促进体内血液循环和水分代谢，发挥利尿消肿的效果，有助于排出血液中的毒素，还能预防肥胖。

图书在版编目(CIP)数据

传世老偏方 女人烦恼一扫光/张银柱编著.—太原：山西科学技术出版社，2015.5（2025.2重印）

(国医养生堂)

ISBN 978-7-5377-5081-3

Ⅰ.①传… Ⅱ.①张… Ⅲ.①妇科病－土方－汇编 Ⅳ.①R289.2

中国版本图书馆CIP数据核字（2015）第071113号

国医养生堂 传世老偏方 女人烦恼一扫光

出 版 人：阎文凯　　文图编辑：冷寒风

编　　著：张银柱　　装帧设计：阮剑锋

责任编辑：郝志岗　　美术编辑：吴金周

出版发行：山西出版传媒集团·山西科学技术出版社

地址：太原市建设南路21号　邮编：030012

编辑部电话：0351－4922072

发行电话：0351－4922121

经　　销：各地新华书店

印　　刷：文畅阁印刷有限公司

开　　本：889毫米×1194毫米　1/32

印　　张：3

字　　数：80千字

版　　次：2015年5月第1版

印　　次：2025年2月第2次印刷

书　　号：ISBN 978-7-5377-5081-3

定　　价：12.00元